營養師的鈣念廚房

做個骨氣十足的女人

葉金川◆策劃

鄭金寶◆著

【發行人的話】

平日保健，永續健康　　　賴東明

　　骨質疏鬆症已經成為大家經常耳聞的流行病；由
於沒有症狀很難早期發現，加上民眾在就醫時常有所
延誤，所以患有此類疾病的人，病情往往已很嚴重，
或已導致骨折，在日常生活的品質上通常都有很大的
困擾。

　　也常聽說不少民眾有這些困擾，在居家環境或行
走時一個不小心跌倒導致骨折，可能就得因此就診、
接受治療與復健。所以，我十分欣喜地看到這兩本
《做個骨氣十足的女人—灌鈣健身房》、《做個骨氣十
足的女人—營養師的鈣念廚房》的問世，保健的目的
就是預防疾病，從教育的工作做起，讓大家了解怎樣
做才不會生病。其實，未來的健康趨勢會從疾病的治
療，慢慢走向公共衛生，從治病走向預防，從生病走
向健康。我們對疾病的認識會逐漸地提升，健康常識
的傳授變得愈來愈重要，因此對醫療照顧的要求，也
會愈來愈高。

　　為此，從民國74年開始，基金會便發行《大家健

康》雜誌，定期提醒基金會會員要注意健康保養，一開始它僅是會訊，後來轉變為季刊、雙月刊，直到民國86年，再次轉型為月刊，朝向專業性期刊發展，並且對外發行上市。這幾年來，在與讀者的互動當中，深深感受到他們對健康的關心，不管是不是已經受到疾病的侵擾，或是想要了解疾病，以作預防，都希望能夠獲得更多的資訊，也因此，大家健康雜誌編輯部開始策劃系列預防保健書籍，這兩本書是骨質疏鬆系列叢書的第二及第三本，第一本是去年4月出版的《做個骨氣十足的女人─骨質疏鬆全防治》。

期待這本書的問世，帶給大家更多健康的相關知識，也提醒大家預防與保健的重要性，早日儲存健康的資本。（作者現任董氏基金會董事長、大家健康雜誌發行人）

【推薦序】

巧婦難為無米之炊

蔡敬民

　　記得不久前，董氏基金會的黃惠玲主編才要我推薦一位曾研究過「營養及骨骼代謝」方面的營養師來幫忙撰寫一本與骨質流失有關的書，沒想到近日黃主編打電話告訴我書已寫好了，催著我趕快能幫此書寫篇序。許多人已經說我動作很快，動筆寫文章更快，沒想到長江後浪推前浪，鄭金寶副主任的《營養師的鈣念廚房》不僅寫得快，且文筆又很流暢易讀，真是後生可畏，令人感到欣慰。

　　身體的一般組織，通常由每單一細胞負責「新陳」，又負責「代謝」；但骨骼組織是由「造骨細胞」來負責「建造」，而「破骨細胞」負責「分解」。因此當「造骨細胞」的活性高過「破骨細胞」時，骨骼就會長得又長又緻密；相反地，如「破骨細胞」的活性大於「造骨細胞」時，則骨質就會逐漸流失。最近本實驗室也在探討哪些保健食品含有能刺激「造骨細胞」活性，而抑制「破骨細胞」活性的成分。

　　然而，巧婦難為無米之炊。如造骨細胞的活性較

強，但缺乏建造骨骼的原料，則形成的骨骼會較小或疏鬆。談到建造骨骼的原料，大家都會馬上想到鈣質，但是很可惜的是我國國人對鈣質的平均攝取量僅是建議量的一半而已，尤其發育期的青少年僅為建議量的1/3而已（如附表）。

許多研究資料顯示發育期的鈣質攝取量不足時，在長股兩端生長板附近的骨質密度會很疏鬆，但如補充足夠的鈣質，只要三個月就會有非常明顯的改善。因此，既然我國國人缺鈣這麼嚴重，適時的推出這本書應對國人的健康有很大的幫助。

我國衛生署於民國83年成立「骨質疏鬆症防治小組」，可見骨質疏鬆症在我國是一相當普遍的共同問題。許多婦女到了更年期才開始緊張補充鈣片，其實如能在年輕時即開始充實骨本，且一方面可盡量從天然食品來獲得其所需鈣質等，不足時才以鈣片來補充，則就較有機會好命享受晚年，否則一骨折，尤其骨質流失較多發生在長骨的兩端和脊椎骨，因此一跌倒常造成在骨盤與大腿骨間的關節破碎或脊椎骨受傷，以致行動不便。不要忘記比長壽更重要的是要活得健康。

衛生署在修訂鈣質的建議量時，即已考慮到大部

分的國人無法攝取達到建議量，但會議最後的結論
是，既然許多研究顯示攝取較大量的鈣質對骨骼的健
康有幫助，決定衛生署的建議量不必太遷就目前的實
際攝取量，而是另以宣導的方式來教育我們的國民。
因此本書的誕生應對我國國民的骨骼健康有很大的助
益。（作者為前輔仁大學食品營養研究所所長、前中
華民國營養學會理事長、現任中原大學生物科技系系
主任、國家生技醫療產業策進會健康產業發展委員會
副主委）

【表】台灣地區性別及年齡別之每日營養素─鈣─攝取參考量與
每日鈣實際攝取量比較

性別	年齡（歲）	每日營養素─鈣─攝取建議量(mg)（AI）	鈣實際攝取量(mg) 平均值±標準偏差	攝取量/建議量(%)
男	13-15	1200	464±367	39
	16-19	1200	523±498	44
	20-24	1000	453±382	45
	25-34	1000	513±504	51
	35-54	1000	517±426	65
	55-64	1000	501±394	50
	19-64		504±444	
女	13-15	1200	388±323	32
	16-19	1200	432±329	36
	20-24	1000	349±271	35
	25-34	1000	457±454	46
	35-54	1000	555±496	56
	55-64	1000	552±587	55
	19-64		496±472	

【推薦序】

萬里之行始於足下　　楊榮森

　　多年來，骨質疏鬆症在台灣已受到大家的重視，這種疾病常常發生在停經期婦女及老年人，並且在輕微跌倒或受傷後即可能引起骨折，增加病患的諸多不便，甚至會引起死亡，使醫療負擔加重，令人不敢輕忽。

　　世界各地積極防治骨質疏鬆症，無不投注心力。在防治上，根本之道在於營養與運動，並且防範跌倒，必要時才使用藥物來治療。雖然國人對新藥趨之若鶩，但仍須從根本做起，才可能有效。在營養方面注重足量的鈣及維生素D攝取，其重要性無庸置疑；運動的意義則可使骨骼強健，更可增進整體心肺健康，平衡感改善，唯有運動，才可使飲食中的養分充分用來合成骨骼，達到強身健骨的作用。「運動有益健康」的口號自小即耳熟能詳，但絕對不只是口號而已。

　　現代人工作步調快，生活忙碌，日常生活壓力大，每日早出晚歸，且在智慧型辦公大樓上班，礙於

工作壓力，許多人常常只吃些速食品或泡麵即解決一餐，有些朋友為了減重，雖未縮衣，但卻嚴重節食，因而常常忽略掉飲食對骨骼保健的重要性。在一段時日之後，骨骼的流失日益嚴重，骨質疏鬆症也就無聲無息地發生了，難怪許多現代文明人會罹患骨質疏鬆症。殊不知青壯年的飲食和運動正是累積骨本的重要要件，一個人在此期間所累積的骨本，正是日後對抗流失的本錢，不可不慎。

飲食的鈣補充是一門大學問，大家都知道飲食的選用及製備，乃是重要的因素。攝取含鈣量高的食品，有利股本的增加，例如牛奶或奶製品，乳酪，豆類食品，豆腐，甘藍菜、萵苣等綠葉蔬菜等。選用維他命D含量高的食物，如魚肉、奶油、蛋、肝和牛奶等，也有利骨質保健。此外也應戒除不良的飲食習慣，如酗酒、吸菸及嗜飲咖啡。但是原則大家都懂，但要如何應用才適當，在骨科門診被問到時又是「問題一籮筐」，這時候，您有必要與營養師討論一下，否則，過猶不及，可能反而會造成一些無謂的傷害，應謹慎從事。

董氏基金會多年來宣導推動國人的健康促進，一向注重國人的保健，出版許多相關雜誌、書籍，幫民

眾得到重要的保健知識。這本有關骨質疏鬆症的飲食
著作《做個骨氣十足的女人—營養師的鈣念廚房》，
更是請骨質疏鬆症營養專家鄭金寶營養師來撰寫，作
者目前任職於台大醫院營養部副主任，是一位認真負
責的專業營養師，作者從事臨床營養工作多年，經驗
豐富，輔導許多嚴重病患更是心得無數，在公暇之
餘，仍念念眾生，提筆完成這本重要且又實用的骨質
疏鬆症飲食保健書籍，內容翔實，全書深入淺出說明
重要的飲食及相關細節，必將有利於骨質保健，許多
飲食且都附上詳細圖片解說及營養成分分析，便利讀
者的了解，本書非常適合大家參考，以防治骨質疏鬆
症，感於其用心值得讚揚，故樂為之作序。最後，更
期待讀者萬里之行，始於足下，唯有真正去做，才能
得利。更衷心祝福讀者身體健康，萬事如意。（作者
現任台大醫院一般骨科主任暨營養部主任）

外在美，內在要更美　　崔麗心

　　我的一位長輩，有天走在路上，不小心被後方來車前方的桿子勾住衣服，因而跌倒骨折；在華視的一位化粧阿姨，也是有天不小心跌倒就骨折了。這兩位長輩，就外觀看來，一點也不覺得身體有任何不妥的地方，直到骨折發生，才知道她們都已經有骨質疏鬆的問題。

　　這幾年，由於主持健康性節目的關係，自己吸取了不少的保健知識，關於骨質疏鬆症，深切了解它是「無聲無息」的疾病，發生的過程既不痛也不容易被察覺，總是等到骨折發生，才知道自己有了骨質疏鬆，留下「為時已晚」的遺憾。

　　這樣的遺憾是可以避免的，要訣就在於定期健康檢查，以及平日注重飲食與運動保健。

　　董氏基金會去年即出版《做個骨氣十足的女人——骨質疏鬆全防治》一書，邀請我作為書籍的封面人物，以及擔任代言人參與記者會，共同呼籲大家及早注重骨骼保健，預存足夠的骨本，才有本錢期待有尊

嚴的老年生活。當時，我即相當認同，欣然接受邀
請。第一本書，從女性面臨更年期的困擾，到各階段
骨骼的發展、骨質疏鬆的病因、病理、藥物治療介
紹，以至生活保健提醒，相當完整，切合「骨質疏鬆
全防治」的期待，我特別喜歡其中「生活保健」單元
裡的飲食、藥膳、運動、居家環境安全介紹，還有健
康操示範，但也因篇幅設限，暗暗殘留意猶未盡的餘
味。

　　經過一年，今年初接獲董氏大家健康雜誌編輯的
電話，表示延續去年《做個骨氣十足的女人》書，將
接續出版《做個骨氣十足的女人─灌鈣健身房》及
《做個骨氣十足的女人─營養師的鈣念廚房》兩本工
具書，更具體提供讀者實踐灌「鈣」骨骼的運動及高
鈣飲食操作步驟，並再度邀請我作為封面人物及代言
人，我依舊欣然接受，並深感「於我心有戚戚焉」，
因為「均衡飲食＋運動＝健康」的方程式大家都懂，
但是做不做，該怎麼做？已是另一回事。

　　雖然我不是全職的家庭主婦，在空閒時也喜歡動
手作幾道菜色，全家人共享；至於運動，我和家人平
日即固定到住家附近公園打球、慢跑、散步。我和先
生有一個共同的夢想，等孩子長大後，要一起到各地

旅行，因此保養身體、儲備體力成為我們的日常功課，也期待到了年老那一天，我們都能不因健康因素而成為另一半的負擔。

很高興《營養師的鈣念廚房》與《灌鈣健身房》兩本書的出版，提供了我作菜及調整有效運動的指導，以最廉價的方式達到最高的骨骼保健效益，願意推薦給讀者，與讀者共享。

比起上一代，我們擁有更充足的保健知識與資源促進自我健康，前述兩位長輩的前車之鑑，讓我心生警惕，對骨骼保健不敢怠慢，期待外在與內在健康兼具，畢竟看不見的總是容易被忽略，因此更要實踐「外在美，內在要更美」的守則。（作者現任華視「圓滿任務」、飛碟電台「麗心異想世界」節目主持人）

【出版序】

做，就對了！

葉金川

　　繼去年4月出版《做個骨氣十足的女人─骨質疏鬆全防治》，以及舉辦「向骨質疏鬆說bye bye！」巡迴健康講座之後，時隔一年，董氏基金會延續「骨質疏鬆全防治」的理念，再接再厲出版《做個骨氣十足的女人─灌鈣健身房》和《做個骨氣十足的女人─營養師的鈣念廚房》兩本工具書。欣喜近年來骨質疏鬆已經受到大家的重視，在重視之餘，也希望大家「起而行」，落實實踐。這是董氏基金會出版工具書的重要目的。

　　飲食與運動，是在談各類保健議題時一直被強調的重點，很多人認為是老生常談，也有人困擾於滿腹保健知識，但是該怎麼做？然而無論如何，飲食與運動，仍是強身健體、維護健康的不變鐵則。

　　「購買健康，而不只是購買醫療」是現代化醫療保健服務的目標。許多人以為，尋求醫療服務是維護健康的唯一法門，但事實上，它所能影響健康的份量只有10％，其他90％都是遺傳、環境和生活習慣造

成。可是在我們的生活當中，一般人對於健康促進或是購買健康，體會不大，也因此形成倚賴醫療、偏好吃藥，而忽視日常保健與疾病的預防。

遺傳，我們所能掌控的部分不多；環境，有賴大家再努力；生活習慣卻是可以提醒與調整，且保健的效益最高。骨質疏鬆症在各類疾病當中，是一項可以預防的疾病，從日常生活的飲食及運動即可以達到，毋需倚賴昂貴的器材或是其他補品。從實際的數據得知，持續規律運動一年可以增進5％的骨質密度；我們也知道，鈣質必須從飲食中攝取，而運動可以幫助將攝取的營養素合成骨骼，兩者相輔相成，相得益彰。

我們說：「萬事起頭難」，但是起了頭就不難，當躊躇於做與不做之際，也許先把萬般躊躇擺一旁，做了再說。期待透過這兩本書作者豐富的臨床經驗與醫學研究，幫助讀者找到預防骨質疏鬆的方法，儲存強壯的骨本。

兩本工具書的完成，要特別謝謝《灌鈣健身房》作者振興醫院復健醫學部主任劉復康，及《營養師的鈣念廚房》作者台大醫院營養部副主任鄭金寶。劉醫師與鄭營養師因為與董氏基金會有共同的理念，在百

忙之中，利用公餘挑燈夜戰，設計一整套適合預防骨鬆或是骨鬆復健之中的人的運動及食譜，希望盡一己之力，對讀者有所幫助。

　　也感謝曼林瑜伽林綉琴老師的運動動作示範及兄弟大飯店的烹飪示範，尤其兄弟大飯店此次派出四大廳的名廚全力協助食譜的製作及拍攝，書籍得以順利完成出版。

　　除此，謝謝陽明大學運動科學研究中心主任陳俊忠、台北榮總復健醫學部主任詹瑞棋、中原大學生物科技系主任蔡敬民、台大醫院營養部主任楊榮森及崔麗心小姐作序推薦。因為蔡敬民主任的推薦，我們找到了他的得意門生鄭金寶營養師，在短時間內完成了《營養師的鈣念廚房》的精采著作；崔麗心小姐熱心公益，本身也主持電視及電台的健康性節目，對於基金會的活動義不容辭，等同於基金會的義工。（作者為前中央健康保險局總經理、前台北市衛生局局長，現任董氏基金會執行長、慈濟大學公共衛生學系教授）

【作者序】

吃得健康吃得快樂
鄭金寶

　　骨質疏鬆症是一種隱形、無聲無息的疾病，隨著預防醫學觀念的推廣，國人已日漸將預防骨鬆症的概念，付諸實行於日常生活中，也常有民眾在營養門診時，諮詢高鈣飲食的烹煮方法及食譜，令人感到欣慰。

　　衛生署於去年的國民營養建議中，特別將鈣質依不同年齡層的需求，而大幅提高不同的建議量，其中青春期13～16歲提高至1200毫克，婦女更年期的建議量亦提高至1000毫克。此外，由不同的研究結果發現，鈣質攝取量不足者，其骨質疏鬆症及骨折率，皆比鈣質攝取足夠者為高。依據潘文涵教授於民國89年之國民營養調查，國人普遍的鈣質攝取不足，只達原來建議量的55～86％而已（如表），因此國人亦屬於普遍鈣攝取量不足的族群。若是以目前的建議量，則更突顯鈣攝取量不足。何況人類不同的生命期，對於鈣質的吸收也不相同，如何在日常飲食攝取足夠的鈣質，確實需要花些心思。

調查年份	鈣(mg)
民國82～85年	585
民國75～77年	553
民國69～70年	532

　　吃東西是一種享受，吃得健康吃得快樂，才是真正享受人生。以預防骨質疏鬆症的觀點，最務實的是以家裡用餐時的家常菜，搭配高鈣食物，以解決此問題。所謂高鈣食物分為動物性及植物性，動物性高鈣食物如牛奶、優酪乳、起司、鮣仔魚、條仔魚、蝦皮等，其鈣質吸收率較高。而植物性高鈣食物有豆腐、豆乾、杏仁、芝麻、莧菜、芥蘭等，其鈣質吸收率稍低，因此，可搭配動物性蛋白質，以提高鈣質的吸收率，如莧菜豆腐蛋花湯，就是一道不錯的選擇。此外，人是雜食性動物，每天攝取食物種類多達25～35種之多，也由於每人的食物嗜好不同，在種類及份量方面，差距頗大，如素食者與葷食者，蛋白質及油脂成分的攝取來源就非常不同。習慣選擇牛奶或奶製品的朋友，對鈣質的攝取量就比較容易達到建議量。

　　與骨骼健康相關的營養素除了鈣質之外，還有磷、蛋白質、鈉、鎂、維生素D、C等，在平時飲食

生活裏，應注意均衡搭配，才能同時顧及整體性的健康。因此，預防骨質疏鬆症的飲食建議如下：

- 依建議量攝取足夠鈣質。
- 儲存足夠最高骨質量。
- 慢性病患在限制飲食的同時，亦須注意鈣質攝取。

　　在上本《骨質疏鬆症的飲食治療》出版後，一直有個願望，想再撥空設計一些高鈣食譜，卻由於工作繁忙而耽擱了，此次，在恩師蔡敬民老師推薦及董氏基金會的邀請之下，著手設計此食譜，雖然時間較為緊迫，卻在連續挑燈夜戰之後完成，也算略盡棉薄之力。

　　此食譜分為八個章節，有肉類、雞、海鮮、豆類、奶蛋類、蔬菜、湯粥品及甜點，都是以日常生活中的家常菜作為基礎，搭配高鈣食物，在「簡單而容易做到」的原則下引入食譜之中。此外，董氏基金會的編輯群收集了很多與骨質疏鬆症的相關資料，如健康檢查簡介、認識食品標示、紅黃綠燈交通號誌食物分類表等等，更值得嘉許的是均衡飲食評量表，以及一週食品採購記錄表，提供讀者自我評量參考，在繁忙的工業化社會，簡單快速的評估方法，初步了解自己的進食、健康資料，值得推薦！

　　古書「一願郎君千歲，二願妾身常健」，從古至
今，長壽健康是人類不變的願望，但是我常想，即使
活到120歲，若是骨質疏鬆、彎腰駝背無法行動自
如，也是有所缺憾。最好的骨骼保健方法是從小就能
攝取正確的營養、足夠的鈣質、適當的日曬及運動，
確保老年時仍然精神飽滿、健步如飛。

　　雖然經過多次校稿，然才疏學淺，難免有所疏
失，希望先進前輩能不吝指正，不勝感激！也希望是
拋磚引玉，吸引更多有興趣的專家或同好，提供更多
相關書籍，造福民眾。（作者現任台大醫院營養部副
主任）

營養師的鈣念廚房

做個骨氣十足的女人

目錄

　　　　紅燒牛腩‧鳳梨牛肉‧紫菜捲‧清燉牛腩
　　　　炒四寶‧黃豆燉排骨‧軟炸肉條‧清蒸青蔥丸子
　　　　火鍋‧芝麻烤雞塊‧炸雞肉丸子‧咖哩雞‧
　　　　紫菜海味‧鮮奶蟹肉‧銀魚花生‧辣椒小魚豆干
　　　　鳳尾蝦‧丁香魚酥‧芝麻蝦球‧九層塔炒蛤蜊
　　　　魩仔魚炒蛋‧鹽酥溪蝦‧牛奶豆腐

毛豆炒豆干 · 蔥燒豆腐 · 招牌豆腐
九層塔炒豆腐 · 番茄蝦仁豆腐 · 海帶燉黃豆
豆腐海帶沙拉 · 琵琶豆腐 · 腐皮香菜
什錦豆腐羹 · 醬燒黃豆 · 蘆筍手捲 · 涼拌蘆筍
干貝芥藍 · 莧菜豆腐魩仔魚羹 · 九層塔炒蒟蒻
什錦蒟蒻 · 海帶結燜排骨 · 海藻沙拉
空心菜炒丁香魚 · 鮮奶菜捲 · 芝麻四季豆
蝦皮高麗菜 · 酸辣魩仔魚羹 · 蝦皮豆腐羹
海苔蚵仔羹 · 髮菜干貝絲瓜湯 · 蔬菜濃湯
魩仔魚蛋冬粉湯 · 黑豆糙米排骨粥 · 開陽胚芽米粥
胚芽米魩仔魚地瓜粥 · 蝦皮鮑瓜粥 · 魚脯香菇肉粥
蝦皮絲瓜麵線 · 西谷米牛奶 · 紅豆牛奶 · 珍珠奶茶
優酪乳綜合水果

【前言】

儲存好的骨本

　　最近幾年，骨質疏鬆症已經受到大家的注意與重視，尤其當討論到「女性更年期」議題時，除已往備受關注的心血管疾病、老年失智症、乳癌等疾病，骨質疏鬆也引起廣泛的討論，更多的人關心如何早期儲存骨本，預約年老後的健康。

　　誠如我們所知，增加骨本的方法須倚賴運動與飲食雙管齊下，然而「知易行難」，即使運動與飲食都是日常生活即可達成的部分，多數人還是敗在自己的手上，任由身體荒廢。

　　話雖如此，但是當手上拿著衛生署「國人膳食營養素參考攝取量」表，搜尋著自己一天營養素的需求量…，再回過頭來面對眼前的飯菜，該吃多少量才能吃進足夠的營養素，才符合一天身體所需，也才能達到均衡飲食的原則？

　　相信有心「吃出健康」的人，大多數有這樣的困

擾，這也是身為營養師，長期以來在「營養衛教」上
一直面臨的挑戰。

因此，不斷尋求各種方式，在淺顯易懂的情況
下，讓一般人走進營養的世界，進而了解自己身體的
需求，滿足需求，並且獲得健康，成為營養師持續追
求的目標。

要了解如何藉由飲食防範骨質疏鬆症，必得先了
解「鈣」在骨骼中佔居的地位。

膠原質與磷酸鈣是合成骨骼的重要成分，成年人
體內鈣含量約佔體重的2％，或非脂肪組織的2.2％，
含量約1000～1300公克左右，人體內的鈣約99％存在
於骨骼中，而約10～15公克存在於牙齒及軟組織中，
其他約1公克的鈣則存在於血漿及細胞間質。

鈣的功能

足量的鈣攝取，除可以改善骨質代謝，防治骨質
疏鬆，研究亦指出，鈣對改善女性月經前症候群的臨
床症狀、高血壓、血管硬化、心肌梗塞、失眠症等有
幫助。

高血壓患者由於食用低鈉飲食，連同含鈣量較高
的食物也一併被限制，造成鈣攝取量不足，對藥物治

療的反應不佳，研究指出，攝取足量的鈣（每天1000毫克以上）後，可以改善高血壓的控制效果，達到防治高血壓的功效。足量的鈣亦可維持正常的胃腸蠕動，適當清除體內的消化殘渣，減低罹患大腸癌的機會。

此外，亦有研究報告顯示，鈣缺乏與血管硬化、心肌梗塞、腦血管障礙及人體免疫能力等都有關係，而鈣對身體神經肌肉的傳導及運作、血液凝固、維持規律的心臟跳動、改善失眠症、維持細胞的穩定性、幫助體內鐵質代謝等都有益處，有些下背痛或神經痛病患也可能因攝取鈣而改善病情，這些現象在在顯示，鈣與人體代謝有著密不可分的關係。

鈣的需求量

鈣的吸收與骨骼代謝密切相關，由於每個人的身體代謝能力不同，例如蛋白質攝取量高的人，可能會因為尿中的鈣排出量增高，而影響鈣的真正吸收量；高鹽飲食也會使鈣一併從尿液中排出；生活緊張或是疾病、手術、外傷、骨折等，造成身體負荷壓力過高，也會使體內的鈣消耗量增加，這些情況下都應適度提高鈣的攝取量，因此究竟需要攝取多少鈣量才足

夠，應依個人的需求而定。

和其他的營養素一樣，過量的鈣也會引起一些副作用，若每日且長期鈣攝取量超過2500毫克以上，會導致高鈣血症。

高鈣血症的症狀包括全身疲乏無力，脫水，異位性鈣化，精神很難集中、對睡眠需求量增高、意識混淆、嗜睡、遲鈍，甚或昏迷等現象，同時伴隨劇渴、噁心、嘔吐、便秘、胰臟炎及胃潰瘍等。病患也會有多尿、腎功能變差、腎結石、腎臟有鈣沉積等現象。心臟血管功能方面則會出現高血壓、心電圖異常及對毛地黃反應性增強等情形。

如何留住鈣？

我們吃進的鈣，在正常情況下，約1/3～1/2可被人體吸收，如果每天攝取的鈣量能達到衛生署的建議量（成人）1000毫克，那麼被人體吸收的鈣約300～500毫克。

人種、性別、年齡、紫外線照射量、藥物、食物酸鹼度、疾病、內分泌、腸胃功能、飲食習慣、運動習慣、心理壓力等，都會影響身體對鈣的吸收量。一般而言，男性對鈣的吸收率比女性佳，這可能與雄性

素有關；年齡增大或停經後，腸道對鈣的吸收調適功能變差，而且老年人的維他命D合成量較低，停經後的婦女雌性素降低，也減弱腎臟對鈣再吸收的能力，且小腸隨食物中含鈣量多寡而自動調整吸收率的能力也變差。因此，年長者或停經後婦女若服用低鈣飲食，再加上腸道對鈣的吸收降低，很難維持正常的鈣平衡。

因此加強正面因素，排除負面因素，才能留得住鈣。影響鈣的吸收的主要因素如下：

●維他命D：維他命D在生理作用上，可以促進腸道對鈣及磷的吸收量，同時也會促進破骨細胞對鈣的吸收作用，使血液中的鈣和磷都增高，並利用於合成製造強健的骨骼及牙齒。

維他命D的來源可以取自食物，也可以經由太陽照射皮膚合成。飲食中富含維他命D的食物，例如魚肝油、魚類（沙丁魚、鮭魚、鮪魚、鯡魚）、牛奶及乳製品。適度的曬太陽（每天約15～20分鐘，避開11:00～14:00高紫外線的時段，以免曬傷）可以幫助皮膚內的脂肪轉變為維他命D的前身，再經由肝臟及腎臟的進一步作用，轉變成具有生物活性的維他命D。因此居住的地區或是因工作型態而缺少照射陽光

的，應注意多攝取維他命D，但是要提醒，維他命D
是屬脂溶性維生素，不可過量補充，以免堆積體內而
中毒。

●乳糖：乳糖是牛奶中含量高的雙糖類，可直接
作用於腸道細胞而增加腸道對鈣的吸收量，而且乳糖
的作用不需要靠維他命D的協助。乳糖分解成葡萄糖
及半乳糖的作用對鈣的吸收很重要，腸道的菌落也會
將乳糖分解成乳酸，有利鈣質吸收。

牛乳中的乳糖，雖然是造成乳糖不耐症的人腹瀉
的原因，卻也是幫助鈣質吸收的有利因素，建議改喝
優酪乳，優酪乳是牛乳經乳酸菌作用而成的發酵乳，
其中20～30％的乳糖被分解了，乳糖含量較牛乳低，
且富含大量活性菌。

●蛋白質：蛋白質分解後會產生胺基酸，胺基酸
可以協助腸道吸收鈣質，烹煮海藻類或是綠葉蔬菜
時，可以加入肉類或蛋類，提高植物性鈣質吸收率。
蛋白質也會促進鈣的排泄，減低鈣的吸收，但是一般
只在鈣質攝取量偏低時才會發生，若鈣量攝取足夠則
影響不大。

●磷：體內85～90％的磷存在於骨骼及牙齒內，
其餘10～15％的磷則在體內與其他物質形成化合物。

磷在身體的生理代謝扮舉足輕重的角色，包括能量的代謝、身體生長、組織修復、體內脂肪及澱粉代謝，以供應人體能量及活力。磷也可減輕關節炎的痛苦，維持規律心跳及正常腎功能，而且是神經訊息傳導的重要物質。

含磷量高的食物包括魚、家禽類、牛肉、糙米、麵粉、蛋、核果、種子類食物，蔬菜與水果中的含磷量較低。

鈣與磷同時是合成骨骼的重要因素，攝取過量的磷，會與鈣形成化合物而影響腸道對鈣的吸收，造成鈣不足，食品中的鈣磷比最好是1:1，最高不可超過1:2，乳製品中的鈣磷比為1:1，是補充鈣的優質食品。國人飲食習慣磷質的攝取偏高，尤其40歲以上的人應減少食肉量，增加蔬菜類食物，以及多喝牛奶，避免鈣攝取不足。

●鎂：鎂可調節鈣、維他命C、磷、鈉、鉀等的代謝，與神經及肌肉功能、心臟及血管功能、將血中糖分轉變為能量的代謝都有關，並可防範鈣質沉積，避免發生腎結石及膽結石，且可緩和消化不良及憂鬱症。

含鎂量較高的食物如無花果、檸檬、葡萄柚、蘋

果、玉米、核果類、各類種子、五穀、深綠色蔬菜、海產等。

鎂與鈣具有拮抗作用，維他命D不會增加對鎂的吸收，過量的鎂會抑制骨骼鈣化，但過量的鈣會影響鎂的吸收。攝取過量的鎂，同時會影響體內鐵的有效作用。

●草酸與植酸：植物中常含有草酸與植酸，這些都會與鈣質結合，形成不溶解的鈣鹽，而不被身體吸收。例如菠菜含有大量的草酸，若與牛乳一起食用，會影響對牛乳中鈣的吸收。

●纖維：食物中的纖維亦會影響鈣質吸收。由於高纖維食物可促進腸道蠕動，以維持正常排便，對防治腸癌及其他器官系統具有正面影響。但高纖食物會與鈣結合成複合物，降低腸道對鈣的吸收，所以食用高纖食物的同時，應增加鈣質補充。

●藥物：四環黴素與鈣會形成不溶性化合物，胃藥、瀉鹽、類固醇、抗癲癇藥、甲狀腺素等藥物都會減低鈣的吸收量，應小心服用。

●其他：長期禁食或不當的減肥，壓力大及運動量太低也會降低鈣的吸收率，酸性食物有助鈣吸收，但也會促進尿中鈣的排泄。

多鈣多硬朗

目前國人大都知道防治骨質疏鬆症的重要性，也知道需要多吃含鈣的食物，但是對於自己一週下來，到底吃進了多少鈣，總是模糊不清，不知如何估量自己攝食的鈣含量。本書在易於實踐的原則下，以家常菜作為設計，書中的每道菜都標示清楚的營養成分，搭配衛生署的「國人膳食營養素參考攝取量」及「飲食營養成分記錄表」的自我記錄，清楚地了解自己每天攝取多少營養素，鈣質量是否足夠。若是評估的結果發現自己的飲食含鈣量低於每日飲食建議量時，應該調整自己的飲食內容，提高食物的鈣含量，使每日攝取的鈣量達到正平衡，然後再作第二度的飲食評估。如此不斷的檢視，以達到自己最佳的飲食狀況。最末利用「一週食品採購記錄表」，以一星期為一個週期，規劃好需求的食物品項及量，便利採購。

除提高飲食的含鈣量外，還需要良好飲食習慣的配合才能發揮成效。不良的飲食習慣，會增加鈣質流失，降低鈣質吸收率，維持鈣的正向平衡，才是保護骨骼、防範骨質疏鬆症的重要根本。但「過與不及」都將產生負面影響，千萬不可為了「多鈣」而盲目補充，未加節制，反而帶來反效果。

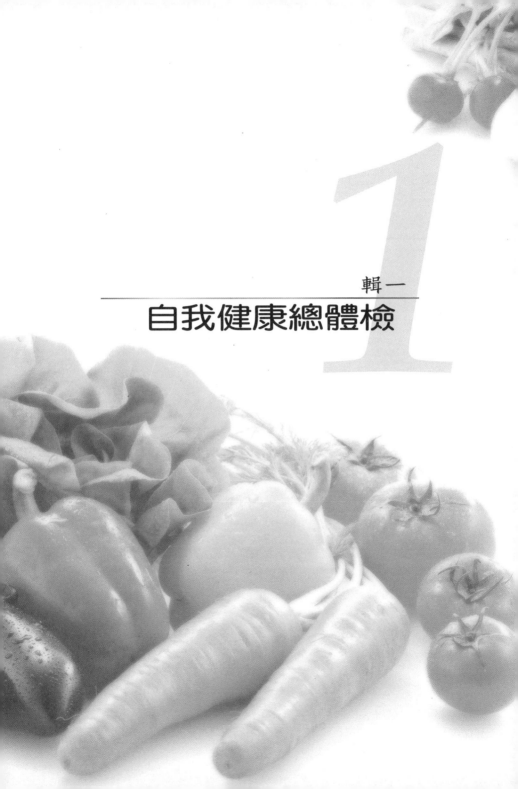

輯一

自我健康總體檢

1

身體健康檢查

在實行打造健康計畫之前，了解自己的身體狀況與禁忌，才能擬定合適的運動及飲食計畫。

多久該做一次全身健康檢查？一般醫生建議，成年後先做一次健康檢查，作為個人健康的基本資料，如果沒有任何異狀，之後每隔5～10年檢查一次；至於40歲過後，建議每2～3年檢查一次；60歲以後，則建議每年做一次健康檢查。

目前健保提供免費健康檢查的對象包括：

兒童：未滿1歲給付四次，每次間隔2～3個月；1～3歲以下給付一次；3～4歲以下給付一次。檢查項目包括身體檢查、健康諮詢。

孕婦：妊娠未滿17週（第一期）給付二次；妊娠17～29週（第二期）給付二次；妊娠29週以上（第三期）給付六次。檢查項目包括身體檢查、血液及尿液檢驗、健康諮詢、超音波檢查（於妊娠第二期提供一次，若因特殊情況無法於第二期檢查，可改於妊娠第三期作超音波檢查）。

30歲以上婦女：每年給付一次。項目包括子宮頸抹片檢查、骨盆腔檢查、細胞病理檢驗。

40歲以上成人：40～64歲每三年給付一次；65歲以上每年給付一次。檢查項目包括身體檢查、健康諮詢、血液及尿液檢驗。

健檢提供的檢查項目比較「陽春」，如果經濟許可，建議自掏腰包作全身性健康檢查。至於一般醫院的全身健檢項目大同小異（如表一），少數醫院會多加幾個檢查項目，建議先行考量需求及比較費用後再做選擇。

全身健康檢查之外，要知道自己的骨骼年齡，對正常人而言，醫生建議在下列年齡時各做一次「骨質X光密度測量」：

◆30～40歲，測定成熟時的骨質總量，若有不足情形，應該迎頭趕上，盡早補足。

◆女性於停經後再檢查一次，若發現骨量不足，也應及早補充，必要時，數年後繼續作骨密度追蹤檢查，以了解治療成效。

◆65歲時，評估年老時的骨折發生機率。

【表一】健康檢查項目簡介

項目	細項名稱	臨床意義
一般檢查	身高、體重、血壓、脈搏、體溫	檢測身體基本功能是否正常
血液常規	紅血球、白血球、血小板、血色素、血球比容積、平均紅血球容積、平均血球血色素、平均血球血色素濃度、白血球分類檢查	檢測是否貧血、受感染等血液功能是否正常
	紅血球沈降率、出血時間、凝血時間	檢測凝血功能是否正常
	血型確定檢驗（ABO及Rh）	確定血型
肝機能	鹼性磷酸鎇、GOT、GPT、r-GT、總蛋白、白蛋白、直接膽紅素、總膽紅素	檢測營養狀況、檢測肝臟、膽道是否正常、是否有酒精性肝炎
腎機能	肌酸酐、尿酸、尿素氮	腎衰竭、腎障礙及痛風等的檢查
肝炎篩檢	B型肝炎表面抗原	檢測有無B型肝炎感染
	B型肝炎表面抗體	檢測有無B型肝炎抗體產生
	C型肝炎抗體	檢測有無C型肝炎感染
血糖測定	飯前血糖 飯後2小時血糖測定	檢測血糖高低、糖尿病因子

項目	細項名稱	臨床意義
血脂肪	膽固醇、三酸甘油脂 高密度脂蛋白	血管硬化及心肌梗塞因子
梅毒檢查	梅毒血清檢查（STS）、愛滋病篩檢（AIDS）	是否感染梅毒、愛滋病
電解質	鈉、鉀、氯、鈣、磷	腹瀉、內分泌失調之檢查
甲狀腺	甲狀腺素(free T4)	甲狀腺功能是否正常，有無亢進
尿液檢查	一般例行檢查、尿沉渣顯微鏡檢查	尿道感染、糖尿病、尿蛋白
糞便檢查	潛血反應檢查、顯微鏡檢查：紅血球、白血球、寄生蟲卵	胃腸道出血、腸癌篩檢及寄生蟲感染
防癌篩檢	子宮頸抹片檢查(女性)、卵巢腫瘤標記	子宮頸癌症之篩檢
	胎兒蛋白(AFP)	檢測肝癌的標記
	癌胚抗原(CEA)	檢測大腸癌的標記
	前列腺特殊抗原(PSA)(男性)	男性前列腺癌的標記
	CA125(女性)	女性生殖器癌的標記
	CA153(女性)	乳癌之篩檢
胃腸道檢查	胃鏡(或上腸胃道攝影)	有無潰瘍、息肉、糜爛等異常變化

項目	細項名稱	臨床意義
	腹部超音波	肝、膽、腎、胰及脾臟器官之檢查
	乙狀結腸鏡	乙狀結腸有無息肉、腫瘤
X光檢查	胸部X光	檢測有無心臟肥大、肺癌、肺結核
	腹部X光	檢測有無泌尿道結石、腸阻塞、脊椎骨刺
	頸椎X光	頸腰間椎有無骨刺形成或退化情形
	腰間椎X光	
	骨密度測定	骨質流失、骨質疏鬆程度之測定
心臟內科	靜式心電圖	檢測心臟有無缺氧或心律不整
胸腔科	肺功能檢查	檢測肺活量、呼吸功能是否正常
耳鼻喉科	耳鼻喉科會診	耳、鼻、咽、喉有無病變
牙科	牙科會診	有無蛀牙、牙周病、牙結石
眼科	眼科會診及視力、眼底、細隙燈檢查、眼壓測定	視力有無正常，眼睛有無病變

項目	細項名稱	臨床意義
泌尿科	泌尿科會診(男性)	有無前列腺肥大及泌尿系統問題
婦科	婦科會診(女性)	有無婦科疾病、更年期障礙
外科	女性乳房及盤腔檢查（X光、超音波）、乳癌腫瘤標記	檢測女性乳房有無腫塊異常
皮膚科	皮膚科會診	皮膚外觀有無異常變化
骨科	骨科會診	檢測骨骼、關節損傷及病變
家醫科	問診、理學檢查及總評	家醫科醫師為您做身體初步評估、衛教諮詢與建議

骨質疏鬆危險因子評分表

基本資料：

姓名：＿＿＿＿＿＿＿＿＿＿

年齡：＿＿＿＿　性別：□男　□女　停經否：是□　否□

病史：

	是	否	不詳
1.你是否患有下列疾病			
副甲狀腺功能亢進	□	□	□
庫斯氏疾病	□	□	□
多發性骨髓炎	□	□	□
甲狀腺功能亢進	□	□	□
多鈣尿	□	□	□
慢性腎臟病	□	□	□
胃切除手術	□	□	□
腸胃吸收不良症候群	□	□	□
慢性肝臟病	□	□	□

	是	否	不詳
骨質形成不良病	☐	☐	☐
性腺發育不良症	☐	☐	☐
無經期	☐	☐	☐
糖尿病	☐	☐	☐
類風濕性關節炎	☐	☐	☐
慢性阻塞性肺病	☐	☐	☐
惡性腫瘤	☐	☐	☐
體重太輕、太瘦	☐	☐	☐
半身癱瘓／四肢癱瘓／長期臥床	☐	☐	☐

2.你是否長期服用下列藥物

抗癲癇藥物	☐	☐	☐
類固醇藥物	☐	☐	☐
抗凝血劑	☐	☐	☐
過量之甲狀腺荷爾蒙	☐	☐	☐

3.你是否有飲食生活習慣異常

抽菸	☐	☐	☐
飲酒過量	☐	☐	☐
過量喝咖啡之習慣	☐	☐	☐

	是	否	不詳
不喜歡運動	☐	☐	☐
鈣質攝取太少	☐	☐	☐
蛋白質攝取過量	☐	☐	☐

4.你最近曾否做過：

血液生化檢查　　　　☐　☐　☐

檢查日期為＿＿＿年＿＿＿月＿＿＿日

血中鈣濃度＿＿＿＿＿＿＿＿＿＿＿＿＿＿＿

血中磷酸鹽濃度＿＿＿＿＿＿＿＿＿＿＿＿＿

血中鹼性磷酸酶之活性＿＿＿＿＿＿＿＿＿＿

5.你最近曾否做過：

骨質密度檢查（雙能量X射線吸收儀）☐　☐　☐

檢查日期為＿＿＿年＿＿＿月＿＿＿日

檢查結果為＿＿＿＿＿＿＿＿＿＿＿＿＿＿＿＿＿

	是	否	不詳
6.你是否曾經患有脊椎骨之壓迫性骨折	☐	☐	☐
7.你是否經常有腰酸背痛之情形	☐	☐	☐
8.你是否經常會跌倒	☐	☐	☐
9.你是否有視力減退、視覺模糊之情形	☐	☐	☐

	是	否	不詳
10.你是否有聽力減退之情形	☐	☐	☐
11.你是否有眩暈之情形	☐	☐	☐
12.你是否有頸椎骨刺壓迫神經之疾病	☐	☐	☐
13.你是否有手腳發麻之情形	☐	☐	☐
14.你是否有腳底疼痛之疾病	☐	☐	☐
15.你是否有體位性低血壓造成頭暈之情形	☐	☐	☐
16.你是否正在服用鎮靜劑、抗憂鬱藥物、降高血壓藥物、抗心律不整藥物、利尿劑等	☐	☐	☐

【註解】

1. 此表設計用意，為醫師欲了解造成骨質疏鬆的真正原因，婦女是否因停經而造成骨質流失，或是由其他因素所造成，從中過濾可能的因子。

2. 若婦女骨質疏鬆的主因是由停經而造成，使用藥物治療，並配合足夠的鈣質、營養攝取、正確的運動方式，骨質疏鬆的情形可明顯改善。

3. 若是因其他疾病導致骨質流失，則應先治療該項疾病，待痊癒後再檢視其骨骼狀態，診斷是否需接受藥物治療，或搭配運動、飲食方式。

4. 若是因長期服用某些藥物（如：抗癲癇藥物）而導致骨質流失，則應由該科醫師診斷是否有其他藥物可供替代。

均衡飲食評量表

良好的飲食是健康的第一步，以下評量項目可以幫助你了解自己的飲食狀況，提供自己調整飲食內容的參考。請依日常飲食習慣作答即可。

評量項目	總是做到	常常做到	偶爾做到	從未做到
三餐定時定量				
每天吃五穀根莖類2.5～4碗（一碗相當於白飯、糙米飯、胚芽米飯一碗＝麵、米粉、冬粉、稀飯二碗＝大饅頭1個＝土司四片＝…）				
每天吃2～3份水果（一份相當於小型水果一個，如柑橘、柳丁、蘋果＝中型水果1/2個，如椪柑、芭樂、香瓜＝大型水果1/6個，如木瓜、哈密瓜…）				
每天吃蔬菜3碟（一碟相當於2/3碗）				
每天吃蛋豆魚肉類4～5份一份相當於蛋一個＝傳統豆腐一塊；瘦豬牛羊肉、魚肉一兩＝去皮雞鴨鵝肉一兩＝五香豆干二片…）				

評量項目	總是做到	常常做到	偶爾做到	從未做到
每天會攝食奶類2杯（1杯相當於低脂（或脫脂）牛奶240cc一杯＝優酪乳240cc一杯＝奶粉三匙＝起司一片）				
喜歡吃零食				
口渴時盡量喝白開水，很少選擇喝含糖飲料，如可樂、汽水等				
少吃油炸食品，如炸雞、薯條				
每天喝咖啡2杯以上				
有抽菸				

＊總是做到：每週有6～7天做得到。

＊常常做到：每週有4～5天做得到。

＊偶爾做到：每週有1～3天做得到。

＊從未做到：每週有0天做得到。

評量建議

◆「總是做到」或「常常做到」共達9次以上，飲食狀況良好。

◆「偶爾做到」或「從未做到」共達3次以上，建議「與營養師有約」，由營養師協助改變飲食習慣。

檢測自己的骨質指數

　　骨質密度檢測是將自己的骨質狀況,與年輕正常成年人的骨質標準作比較,得出的數值即為骨質指數,可判定是否已罹患骨質疏鬆症。

測量的方式

　　一般在身體骨質流失30～35％以上時,才可由X光片診斷出骨質疏鬆,在應用上較不實際,而骨質密度如果能夠精確量化,較能廣泛而實用地篩檢骨質疏鬆症患者,目前有許多測量方法,如單光子吸收儀、雙光子吸收儀、量化電腦斷層、雙能量X射線吸收儀及超音波等,其中雙能量X射線吸收儀因具備低輻射暴露、容易操作、價格合理及精確性高等特性,是目前大型教學醫院用來測定骨質密度的方法。

　　一位患者接受雙能量X射線吸收儀檢查,只需30秒至2分鐘即可測出骨密度,其放射劑量為10豪雷得(millirads),相當於胸部X光檢查時放射劑量的1/6,且有99％精確性及97％正確性。

　　需使用雙能量X射線吸收儀的情況

　　1. 某些正在停經或停經後婦女,同時併發骨質疏

鬆或骨折的高危險群。

2. 骨質流失（Osteopenia）同時併有明顯骨質快速流失的患者，如服用類固醇導致骨質流失、運動導致的無經期、飲食障礙，或因病長時間臥床的患者。

3. 骨鬆患者追蹤治療。

4. 性荷爾蒙缺乏的患者。

目前，國內中央健康保險局規定，停經後婦女在沒有外傷情況下，脊椎壓迫性骨折才得以接受骨質密度（雙能量X射線吸收儀）檢查。

數值解讀

骨質密度檢測（Bone Mineral Density Study）是以年輕正常成年人的骨質標準作比較，以統計學上所謂的標準差（SD）作單位。當相當質量的骨質流失，骨密度的測量值已降至較正常值低的時候（小於年輕正常成年人的標準值達1～2.5個標準差），即所謂骨質流失。

骨質狀況	骨密度測量值（T-Score）
骨質正常	T > -1
骨質流失	-1 ≧ T > -2.5
骨質疏鬆	T ≦ -2.5

　　當更多的骨質流失，骨骼的正常結構已經被破壞了，這時骨密度已經小於年輕正常成年人的標準達2.5個標準差（SD）以上，即確定有骨質疏鬆症。

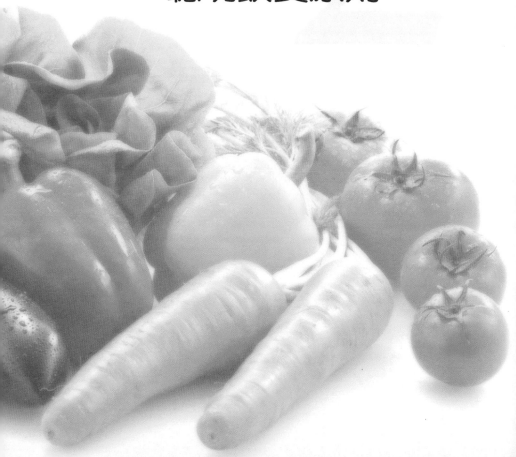

聰明飲食原則

優質食材選取

　　每日的飲食中，乳類食品如牛乳、乳酪、優酪乳等，均含有豐富的鈣質。其他如魚類、生蚵、蚌類、排骨，也是豐富的鈣質來源。素食者則可以從豆腐（因為製造過程中加入了鈣化合物）、海藻、紫菜、芝麻及深綠色蔬菜中來攝取足量的鈣質。

【 食物選擇建議表 】

含鈣量 食物類別	第一組 50～100毫克鈣 ／100公克	第二組 100～200毫克鈣 ／100公克	第三組 200～500毫克鈣 ／100公克	第四組 500毫克鈣以上 ／100公克
奶類		鮮牛奶、鮮羊奶		奶粉
蛋類	雞蛋、鴿蛋、鵝蛋、鴨蛋、鹹鴨蛋、皮蛋	蛋黃		
豆類及豆製品	豌豆、味噌、紅豆、綠豆、豆腐、蠶豆	黃豆干、五香豆干、油豆腐、刀豆、臭豆腐	黃豆、豆腐乳、豆豉、竹豆、黑豆、豆皮	豆枝
海產類	海蜇皮、牡蠣、金梭魚、龍蝦、白帶魚、海鰻、蝦、紅鱠、魚肉鬆、魚翅(乾)、河鰻、河螃蟹	海螃蟹(鱘子)、海鰱(四破魚)、鮑魚、馬頭魚、蛤仔、鹹河蟹	牡蠣干(蚵干)、蜆仔、鹹海蟹、魩仔魚	金勾蝦(乾)、條仔魚、田蠣、蝦米(乾)、條仔魚干

含鈣量 食物類別	第一組 50～100毫克鈣 ／100公克	第二組 100～200毫克鈣 ／100公克	第三組 200～500毫克鈣 ／100公克	第四組 500毫克鈣以上 ／100公克
肉類	豬肉鬆			
五穀根莖類	菱角、燕麥、營養麵粉、樹薯粉	營養米、糯米、米糠		
蔬菜類	豌豆莢(荷蘭豆)、毛豆、茼蒿菜、紅豆、韭菜、蔥、高麗菜心、金花菜(苜蓿)、菠菜、蒜、榨菜、水甕菜、蔭瓜、甕菜(空心菜)	茴香(香菜)、油菜、蘿蔔干、鹽酸菜、榻棵菜、雪裡紅、香菇(乾)、捲心芥菜、番薯葉	木耳、枸杞、芥藍菜、高麗菜干、莧菜、九層塔、金針(乾)	鹹菜干、頭髮菜、紫菜(乾)
水果類	鹹橄欖、檸檬、楊桃餞、葡萄干、黑棗、紅棗、橄欖餞、木瓜糖	橄欖		
堅果類	栗子、瓜子、花生米	杏仁、蓮子(乾)、花豆、脫脂花生粉		
飲料類	綠茶	花茶(包種茶)、紅茶		
其他	醬油	食鹽、酵母粉、黑糖、白芝麻	黑芝麻	

上班族外食技巧

　　大部分的上班族在外用餐機會多，一般餐館為求美味，加入較多油脂及調味料烹煮，不過隨著「健康飲食」風潮興起，愈來愈多餐館注重「少油、少糖、少鹽、多健康」的原則，推出健康餐，是不錯的選擇。除此，掌握金字塔飲食、五色均衡、紅黃綠燈的飲食挑選與搭配原則，並且稍加注意鈣量的攝取，如此，可以兼顧各類營養素的攝取，以及儲存骨本的目的。

金字塔飲食

　　將人體每天所需六大類食物，依需求量的多、寡，由下而上排列。

　　六類俱全。每日飲食都應該涵蓋五穀根莖類、蔬菜類、水果類、蛋豆魚肉類、奶類和油脂類等六大類，以獲得所有食物完整的營養。

　　聰明分配。以五穀根莖類為基礎，多吃蔬菜水果、適量攝食蛋豆魚肉和奶類。

　　多樣選擇。每一類食物都要多樣選擇彼此搭配，盡情享受飲食變化、口味翻新的樂趣。

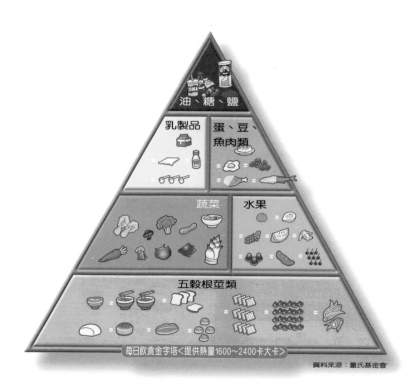

節制油、糖、鹽。少吃富含油、糖、鹽的食物，
可降低罹患心血管疾病、糖尿病、癌症、高血壓等文
明病的機率。

彈性調整。均衡飲食是一日三餐彈性搭配的藝
術，若午餐吃了便當裡的大塊排骨，晚餐記得多吃點
蔬菜水果，一樣均衡健康；三餐之間如果吃了點心，
也要一併考慮。

【每日均衡飲食中可攝取的鈣量】

食物類別	份量	含鈣量（毫克）
奶類	1杯	290
蛋類	1個	25
肉、魚、豆類	3份	10
五穀根莖類	3～6碗	30～60
油脂類	3湯匙	—
蔬菜類	3碟	75
水果類	2份	42.5
總計		472.5～502.5

五色（紅白黃綠黑）均衡

紅色是指牛肉、豬肉、羊肉、鮪魚，大都是魚和肉類，主要是動物性蛋白質、脂肪，以及紅色的番茄、胡蘿蔔。

白色指米飯、牛奶、白菜、土司麵包、牛蒡、蛋白、豆腐、腐皮，主要是醣類、乳製品、淡色蔬菜。

黃色是蛋黃、柳橙、南瓜、木瓜、玉蜀黍、味噌，這些食物很多，有些富含維生素C，有些是植物性蛋白質，還有些醣類含量豐富。

綠色是空心菜、青花椰菜、菠菜、芥藍菜、萵苣，這些是維生素、礦物質豐富的食物。

黑色是黑芝麻、海苔、海帶、香菇等，主要是海藻類和菇類，富含微量礦物質和纖維。

這五種顏色並不只是講求「色、香、味」，讓食慾大增的的意思，而是有營養學上的重要意義。

紅黃綠燈食物

綠燈食物，含有人體必需的營養素，可促進身體健康，是每天必須選擇的食物，例如新鮮天然的蔬菜、水果及米飯、饅頭、蒸蛋、低脂奶、瘦肉，和橄欖油、玉米油、花生油、葵花油等。

黃燈食物，則是含有人體必需的營養素，但糖、油脂或鹽分含量過高，是必須限量的食物，例如鹹蛋、炒飯、炸雞、糖醋排骨、漢堡、披薩、水果罐頭等。

紅燈食物，只提供熱量、糖、油脂和鹽分，其他必需的營養素含量很少，是可偶爾選擇或是犒賞自己的食物，例如汽水、可樂、炸薯條、巧克力、奶油蛋糕等，但是平日最好還是保持安全距離。

選擇紅黃綠燈食物應同時注意「量」的限制，尤其是黃燈食物，若超量攝取，也很容易超過人體的需要量而造成負擔，不可不慎。

【紅黃綠燈交通號誌食物分類參考表】

燈號 食物	綠　燈	黃　燈	紅　燈
奶 類	低脂奶 脫脂奶 原味優酪乳 低脂乳酪	全脂奶　　乳酪 調味奶　　調味優酪乳 發酵奶 冰淇淋 奶昔 布丁	
蛋 豆 魚 、 肉 類	蒸蛋、水煮蛋、茶葉蛋、滷蛋 豆漿、豆乾等非油炸豆製品 非油炸之新鮮魚類、海產類 非油炸之新鮮瘦肉類 非油炸之新鮮去皮去油禽肉類	皮蛋、鹹蛋、炒蛋、荷包蛋 油炸豆製品 魚鬆、魚罐頭、炒或煎的魚 或海產類 肉鬆、肉罐頭、西式火腿 炒或炸的瘦肉類及家禽類 熱狗、肉乾	豆腐乳 鹹魚、鹹小卷 中式火腿、臘肉 香腸、培根 五花肉
五 穀 根 莖 類	米飯、饅頭、土司 湯麵、烤地瓜或馬鈴薯 水餃、稀飯、水煮玉米 或菱角、低糖之紅豆湯 、綠豆湯或蓮子湯	炒飯、炒麵、炒米粉 甜鹹麵包 煎蘿蔔糕、年糕 紅豆湯、綠豆湯	洋芋片、炸薯條 甜甜圈、小西點 奶油蛋糕、月餅 速食麵、爆米花

食物 ＼ 燈號	綠　燈		黃　燈	紅　燈
蔬菜類	水煮蔬菜　　少油炒蔬菜 生菜 泡菜		大油炒蔬菜 炸蔬菜 焗蔬菜	醃製蔬菜
水果類	新鮮水果 100%果汁		水果沙拉 水果罐頭 乾果	蜜餞 甜果汁
油脂類	含單元不飽和脂肪酸多者 （橄欖油、芥花油、花生油） 含多元不飽和脂肪酸多者 （葵花油、玉米油、黃豆油 棉籽油、紅花子油、魚油）		核果（依對象） 種子	含飽和脂肪酸多者（牛脂、肥肉、奶油、瑪琪琳、酥油、豬油、豬皮、雞鴨皮）
其他	開水 麥茶 無糖飲料（依對象） 純米果		漢堡 比薩 海綿蛋糕 戚風蛋糕 米果（外層有糖衣）	糖果、巧克力 汽水、可樂 含糖飲料

資料提供：益富食品

10大烹調訣竅

1 熬煮大骨、排骨湯時，可以添加醋或檸檬，幫助骨頭中的鈣質釋出，增加湯汁中的含鈣量。

2 檸檬、醋等酸味食物可刺激腸胃，促進消化分泌，使鈣更有效率的利用，同時也可因為酸味，減少一般人對食鹽的需求，降低鈉攝取量，因此，煎鮪仔魚酥、小魚乾時，可加檸檬以幫助身體吸收鈣質。

3 增加低脂牛乳、低脂起士、優酪乳、奶製品或豆製品於菜單中，如起士義大利麵、優酪乳水果等，增加鈣量。

4 以牛奶取代水作為烹調，如蒸蛋時加入牛奶、紅燒牛腩時加入牛奶等，尤其煮湯或是製作點心時，如玉米濃湯、海鮮濃湯，與牛奶相當對味。

5 乳酪也可以入菜，能夠增加食物風味、提高鈣量。

6 製作沙拉時，多選用含鈣較多的綠葉蔬菜或豆製品。

7 動、植物食材互為搭配烹煮，以增加鈣量，如莧菜豆腐魩仔魚羹、海帶結燜排骨、空心菜炒條仔魚等。

8 搭配海藻類變化菜色，如牛蒡芝麻海帶、海苔酥肉鬆。

9 日曬可以轉化香菇內維他命D的型態，因此香菇先日曬1小時後再烹煮食用，可以幫助鈣質的吸收。

10 吃白米飯時，可以在飯上撒些白芝麻或黑芝麻，不僅營養、美味，又可促進食慾。

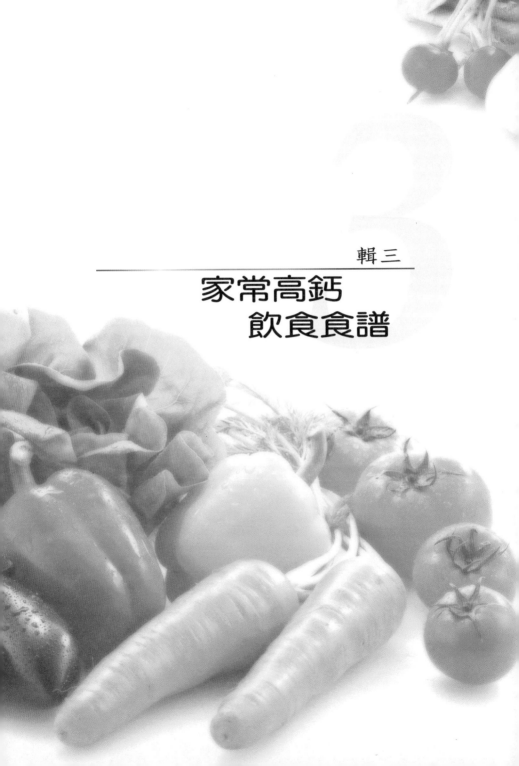

輯三

家常高鈣
飲食食譜

家常高鈣飲食食譜（4人份）

◎秤量換算表

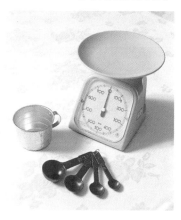

1公斤＝1000公克

1台斤(16兩)＝600公克

1市斤＝500公克

1磅＝16盎司＝480公克

1盎司＝30公克

1杯＝16湯匙＝240cc＝240公克

1湯匙＝3茶匙＝15cc＝15公克

1茶匙＝5cc＝5公克

1碟＝約重100公克蔬菜(熟重)

◎牛奶的成份

牛奶是鈣質最好的來源，在歐美約2/3飲食中的鈣質是來自奶類及奶製品，因此，以牛奶為原料的食物是預防骨質疏鬆症很好的鈣質來源。

國人飲用牛奶的情形，雖然較已往普遍多了，但有些人的觀念裡，還是認為牛奶是嬰幼兒及小孩的食

品,一些年紀較大的長者,也常因為飲用方式不對或
怕飲用後腹瀉。食用量比不上歐美先進國家,實在可
惜。

其實,日本女子大學在推行營養觀念上,鼓勵烹
調食物時,以牛奶取代原來使用的水,烹調後的風味
甚佳,無形中增加了營養價值,更讓我們在日常生活
中不著痕跡地接受牛奶,對一些不喜歡喝牛奶的人而
言可達間接飲用之效。希望能透過這本食譜的介紹,
將富含B12、鈣質的牛奶,使用於中式家庭日常生活
中必備之食譜,以增進健康。

◎烹煮牛奶的禁忌

1.不可用鋁鍋加熱牛奶,因為會使牛奶變黑,可
用琺瑯鍋或不鏽鋼鍋,而最好的方法是隔水加熱。

2.加熱溫度不可太高,煮的時間不可太長,會使
牛奶中的醣類燒焦,影響色澤及風味,且降低牛奶的
營養價值。

3.烹煮過程中,應不斷地攪拌以免燒焦,或表面
結皮。

4.牛乳中應盡量避免直接加酸,如檸檬汁、醋
等,會使牛奶結塊而影響成品外型。

◎無油高湯

大骨熬湯時，加醋的作用可使骨中的鈣質溶出，增加我們喝湯時鈣質的攝取。病患住院時，家人常補東補西的，最常熬的就是排骨湯和雞湯，若同時能加些醋，不失為增加鈣質攝取的好方法。但是痛風病人則應忌食熬太久的肉、骨濃湯，因為除鈣質外，同時也含高量嘌呤，對痛風病人而言並不適合。

【材料】

　　大骨4副約4斤重

　　烏醋4湯匙

【做法】

　　1.水煮開，放入大骨，汆燙、去渣，撈起。

　　2.大深鍋，加水至2/3鍋，擺入大骨，大火加熱至水開，轉小火，加入醋，慢慢熬 2 ～ 3 小時。

　　3.待冷卻後，放入冰箱，即可輕易將上層油脂去除，作為高湯備用。

【營養成分表】

熱量	25.2	千卡
蛋白質	0.3	公克
脂肪	0	公克
醣類	5.22	公克
鈣質	3.6	毫克

◎調味料

　　在「少鹽、少糖、少油」的健康飲食原則下，食譜中提示的調味料的量，可依據個人口味喜好斟酌調味。若是不喜歡加味精，可以糖替代。

豬、牛肉類

紅燒牛腩

【材料】
　牛腩300公克
　牛奶1杯
　太白粉15公克
　蔥、薑、花椒、蒜末酌量

營·養·成·份·表		
熱量	1268.1	千卡
蛋白質	50.385	公克
脂肪	93.93	公克
醣類	51.015	公克
鈣質	167.7	毫克

【調味料】
　醬油、糖各1湯匙
　酒、醋各2茶匙

【做法】
　❶將牛腩切塊，與蔥、薑、蒜
　一同放入水中煮約1小時。
　❷加入醬油、酒、糖、醋、花
　椒，先以大火煮沸，再以小
　火燉煮將汁收乾。快好時倒
　入牛奶，再燜煮5分鐘即可盛
　出。

營養師的叮嚀
此道菜很下飯，也可當作便
當菜，適合職業婦女假日準
備。

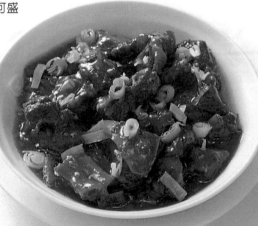

鳳梨牛肉

Beef

【材料】

　牛肉300公克
　罐頭鳳梨4片
　牛奶120cc
　太白粉10公克

營·養·成·份·表		
熱量	996.8	千卡
蛋白質	55.73	公克
脂肪	61.08	公克
醣類	52.93	公克
鈣質	111.2	毫克

【調味料】

　糖、鹽、味精少許
　酒、醬油各2茶匙

營養師的叮嚀

此道菜酸甜入口，很不一樣的感覺。有些中式菜餚烹調時，可加些牛奶，以增加鈣質的含量。

【做法】

❶ 將牛肉切片拍鬆，以醬油、酒、糖，醃20分鐘。

❷ 鳳梨片切小片。

❸ 起油鍋，將預先醃好的牛肉放入，大火炒熟後，放入鳳梨片，略炒。

❹ 以太白粉加牛奶、鹽調勻倒入，勾芡後即可盛起。

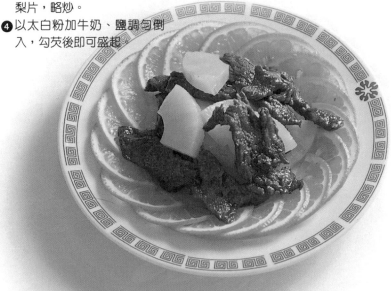

豬、牛肉類

紫菜捲

Pork

【材料】
  里肌絞肉160公克
  蝦仁80公克
  胡蘿蔔50公克
  紫菜4張
  荸薺50公克
  洋蔥60公克
  太白粉20公克
  香菜、起司細絲、
  胡椒粉、香油適量

【調味料】
  鹽

【做法】

❶胡蘿蔔、洋蔥、荸薺洗淨切細，蝦仁去泥腸切碎。

❷將絞肉、蝦仁泥、胡蘿蔔、洋蔥、荸薺、起司細絲等拌勻，加入太白粉、胡椒粉調味後備用。

❸將紫菜攤平，灑些太白粉，再將❷料平抹於紫菜，慢慢捲起成滾輪狀，再放入蒸籠以中火蒸20分鐘。

❹取出置涼，切片排入盤中，在灑上香菜、滴入香油即可。

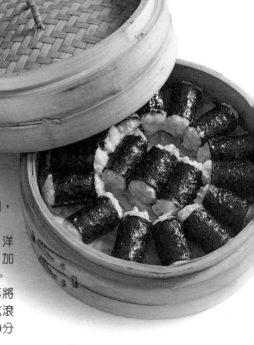

營養師的叮嚀

起司入中式菜餚是一種新的嘗試，味道新奇又可提供鈣質。

營·養·成·份·表		
熱量	488	千卡
蛋白質	47.4	公克
脂肪	17.1	公克
醣類	34	公克
鈣質	125	毫克

清燉牛腩

Beef

【材料】
　　牛腩250公克
　　青豆仁150公克
　　洋芋200公克
　　胡蘿蔔200公克
　　鮮奶1杯
　　高湯5杯

【調味料】
　　番茄醬酌量
　　鹽

【做法】

❶ 將牛腩、洋芋、胡蘿蔔切塊。

❷ 以高湯將牛腩煮爛。

❸ 放入洋芋、胡蘿蔔，以中火煮開後轉小火煮半小時，加入番茄醬並調味。

❹ 最後放入青豆仁，再加入鮮奶，待其收汁即可。

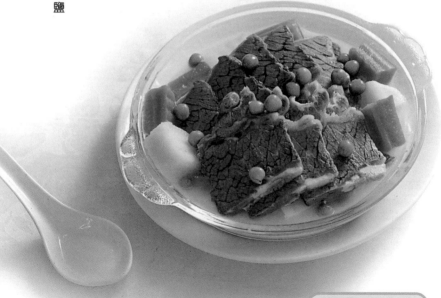

營·養·成·份·表		
熱量	147.44	千卡
蛋白質	61.15	公克
脂肪	81.4	公克
醣類	118.74	公克
鈣質	243.5	毫克

豬、牛肉類

炒四寶

【材料】
　豬肉丁300公克
　玉米粒200公克
　起司粒80公克
　胡蘿蔔100公克
　蒜仁5顆

【調味料】
　鹽、糖、味精少許

【做法】
❶ 將玉米粒、胡蘿蔔洗淨切丁，蒜仁拍碎。
❷ 將豬肉丁以醬油、鹽、糖醃製10分鐘。
❸ 起油鍋，放入蒜泥爆香再依序放入玉米粒、胡蘿蔔、起司粒及豬肉丁拌炒至肉熟，以鹽、味精調味後即可盛出。

營·養·成·份·表		
熱量	1023.4	千卡
蛋白質	86.38	公克
脂肪	49.26	公克
醣類	54.44	公克
鈣質	496.2	毫克

營養師的叮嚀

素食者可以豆干取代肉丁，且以薑絲取代蒜仁。將起司粒設計入中式菜色烹調，別有一番風味。

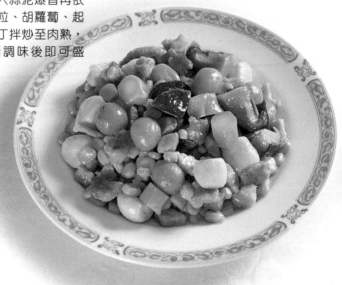

黃豆燉排骨

豬、牛肉類

【材料】

黃豆200公克
小排骨400公克
海帶結300公克
薑片20公克
高湯4杯

【調味料】

鹽、味精適量

【做法】

❶黃豆洗淨，浸泡3～4小時。
❷排骨以開水汆燙，備用。
❸將黃豆、排骨、海帶結、薑
　片放進無油高湯，以慢火燉
　煮1～1.5小時。
❹關火，再加以調味即可。

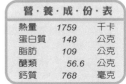

營·養·成·份·表		
熱量	1759	千卡
蛋白質	148	公克
脂肪	109	公克
醣類	56.6	公克
鈣質	768	毫克

營養師的叮嚀

以排骨煲湯，味道鮮美，加
入海帶結、黃豆，煮至熟
爛，入口即化，很適合長輩
補充鈣質。

豬、牛肉類

軟炸肉條

Pork

【材料】
　里肌肉300公克
　低筋麵粉1杯
　蛋1個
　鮮奶1杯
　香菜40公克
　酒適量

【調味料】
　糖、鹽酌量

【沾醬】
　糖、醋、蒜茸、辣椒末、番茄醬各適量（或直接以胡椒鹽或番茄醬為沾料）

【做法】
❶ 先將里肌肉切成條狀，再以鹽、酒醃20分鐘。
❷ 將低筋麵粉、蛋、鮮奶調成麵糊。
❸ 起油鍋，將里肌肉裹麵糊，炸成金黃色，撈起瀝乾，即可裝盤。
❹ 吃時可沾胡椒鹽或番茄醬。

營·養·成·份·表		
熱量	1224.8	千卡
蛋白質	88.458	公克
脂肪	42.892	公克
醣類	117.23	公克
鈣質	288.42	毫克

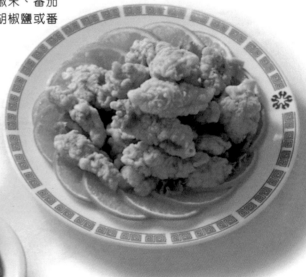

清蒸青蔥丸子

【材料】

　　絞肉300公克
　　青蔥200公克
　　鮮奶120cc
　　麵包粉100公克
　　麵粉100公克

營·養·成·份·表		
熱量	1441	千卡
蛋白質	97.6	公克
脂肪	36.3	公克
醣類	178	公克
鈣質	158.2	毫克

【調味料】

　　鹽、胡椒粉少量

【做法】

❶ 青蔥洗淨，將蔥白及蔥綠切碎。

❷ 起油鍋將洋蔥爆香，加入鮮奶、麵粉拌成稀糊狀。

❸ 絞肉加入鹽、胡椒粉拌勻，再加入麵粉糊做成圓球狀，依序裹上麵粉、蛋液、麵包屑。

❹ 放入蒸籠蒸熟即可。

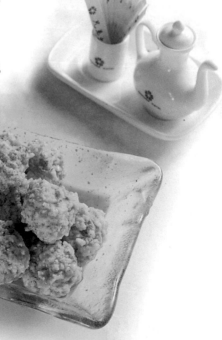

豬、牛肉類

火鍋

【材料】
大骨去油高湯
豬肉(或牛肉)薄片300公克
豆腐4塊、板魚丸100公克
茼蒿600公克
香菇130公克
魩仔魚60公克
海帶300公克
味噌3湯匙

【沾醬】
芝麻豆瓣醬
蛋黃黑胡椒醬或醬油等皆可

【做法】
❶ 以大骨去油高湯作湯底，加入味噌增加風味。
❷ 將所有材料洗淨，切成易於食用的大小。
❸ 以中火煮開高湯，隨自己的興致，依序放入鍋中煮熟即可隨意食用。

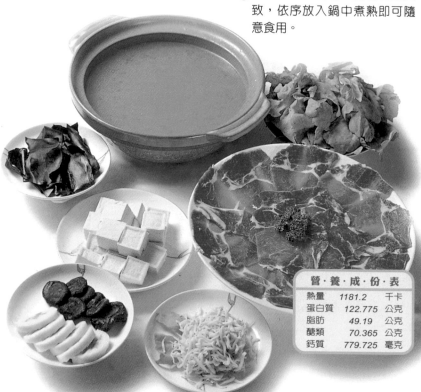

營・養・成・份・表		
熱量	1181.2	千卡
蛋白質	122.775	公克
脂肪	49.19	公克
醣類	70.365	公克
鈣質	779.725	毫克

芝麻烤雞塊

Chicken

【材料】
　　雞腿300公克
　　太白粉5湯匙
　　白芝麻3湯匙

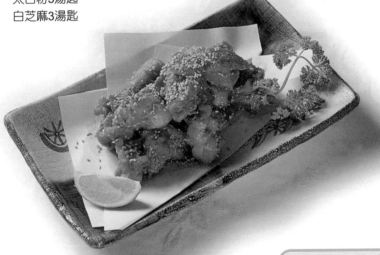

【調味料】
　　蛋白1個
　　酒、鹽、味精、胡椒粉適量

【做法】
❶ 將雞腿切塊後，以調味料醃30分
　　鐘備用。
❷ 將醃好之雞塊外圍沾滿太白粉。
❸ 起油鍋中火炸雞塊約2分鐘，至雞
　　塊成金黃色取出，再以錫箔紙包
　　好放入烤箱烤5分鐘後，取出灑上
　　白芝麻再烤2分鐘即可。

營·養·成·份·表		
熱量	672.16	千卡
蛋白質	59.483	公克
脂肪	32.766	公克
醣類	34.07	公克
鈣質	36.41	毫克

營養師的叮嚀

芝麻含亞麻油酸，亦含鈣
質，有其特殊香味，食用此
道菜，可再撒些胡椒鹽味道
更棒。先炸再烤，烤時可以
釋出一些含油量，降低熱
量。

雞、鴨肉類

炸雞肉丸子

【材料】
雞胸肉200公克
麵包屑100公克
土司麵包3片
麵粉100公克
鮮奶1杯
蛋1個

【調味料】
鹽、胡椒少許

【做法】
❶土司去皮浸泡於鮮奶中。
❷將雞胸肉剁碎,加鹽、胡椒、拌勻,再加入土司,做成圓球狀。
❸先沾麵粉,再沾蛋液,外裹麵包屑。
❹起油鍋,放入雞塊,炸至金黃色即可。

營·養·成·份·表		
熱量	1607.1	千卡
蛋白質	97.56	公克
脂肪	26.29	公克
醣類	244.02	公克
鈣質	211.9	毫克

營養師的叮嚀

炸雞肉是人人喜愛的美食,在一般性食物中加入牛奶,可以增加鈣質含量。

咖哩雞

Chicken

【材料】
　雞腿肉240公克
　馬鈴薯250公克
　胡蘿蔔150公克
　洋蔥100公克
　蒜泥20公克
　咖哩粉2湯匙
　鮮奶2杯
　太白粉1湯匙

【調味料】
　鹽、糖適量
　醬油1湯匙

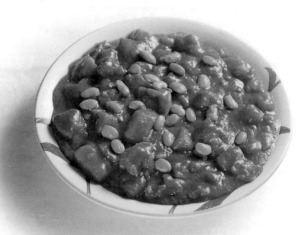

【做法】
❶ 雞腿肉洗淨切小塊，以醬油浸漬著色，備用。
❷ 胡蘿蔔、洋蔥、馬鈴薯洗淨，切滾刀塊。
❸ 起油鍋，先將雞塊炸至金黃色後撈起，再放入馬鈴薯，同樣油炸後撈起。
❹ 將蒜泥、胡蘿蔔、洋蔥爆香，放入雞塊、馬鈴薯炒勻。
❺ 放入咖哩粉及鮮奶，入味後，淋入太白粉水勾芡即可。

營・養・成・份・表		
熱量	740	千卡
蛋白質	94	公克
脂肪	5.6	公克
醣類	78.5	公克
鈣質	661	毫克

營養師的叮嚀
咖哩雞是一道老少皆宜的拌飯佳餚，也可以用蘋果取代馬鈴薯，味道不錯，試試看便知道。

077

魚、海鮮類

紫菜海味

Seafood

【材料】
　紫菜4張
　蛋黃1個
　香菇10公克
　蝦仁100公克
　韭黃100公克
　魚漿100公克
　太白粉少許

【調味料】
　鹽、糖、味精酌量
　香油、胡椒粉、酒少許

營·養·成·份·表		
熱量	376.6	千卡
蛋白質	24.93	公克
脂肪	9.63	公克
醣類	49.58	公克
鈣質	518.5	毫克

【做法】
❶ 將蝦仁洗淨以酒、鹽、糖醃約20分鐘。
❷ 香菇泡軟切細絲，韭黃切段，每段約5公分。
❸ 將醃過的蝦仁剁碎，加入香菇、韭黃及魚漿調味後成為餡料。
❹ 紫菜對切為二，將餡包於內，外沾蛋黃包緊。
❺ 起油鍋，以中火油炸至金黃色即可。

營養師的叮嚀

此為油炸食物，肥胖及高脂血者不適宜食用。

鮮奶蟹肉
Crab

【材料】
蟹肉4兩
胡蘿蔔100公克
洋蔥100公克
蛋白4個
鮮奶1杯
蔥、薑、太白粉少許

【調味料】
鹽、味精、米酒適量

【做法】
❶ 先將胡蘿蔔剁碎，蔥切小段，薑切絲。
❷ 用油將蔥、薑爆香，焦黃時撈出，放入蟹肉爆炒，加入少許米酒去腥，再拌入胡蘿蔔屑，炒勻盛出。
❸ 將蛋白打至發泡，拌入鮮奶及太白粉、鹽等調勻，用油炒至半凝固狀，倒入做法❷之材料後即可盛出。

營·養·成·份·表		
熱量	359.2	千卡
蛋白質	38.36	公克
脂肪	5.85	公克
醣類	42.04	公克
鈣質	444.6	毫克

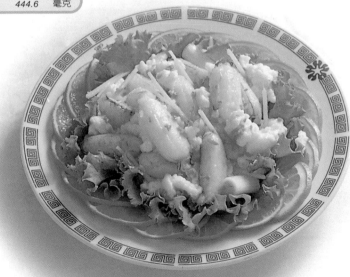

魚、海鮮類

銀魚花生

Fish

【材料】
　魩仔魚100公克
　蒜炒花生70公克
　蔥、蒜仁、辣椒少許

【調味料】
　糖、味精、麻油少許

營·養·成·份·表		
熱量	63.3	千卡
蛋白質	10.2	公克
脂肪	1.07	公克
醣類	7.77	公克
鈣質	27.2	毫克

【做法】
❶將魩仔魚沖洗一下，瀝乾水份。
❷將蒜仁、蔥、辣椒切末。
❸起油鍋，將蒜、蔥、辣椒爆香。
❹再加入蒜炒花生拌勻即可。

營養師的叮嚀
此道小菜是高鈣食物，一般餐廳常有，外出用餐，建議多選擇食用。

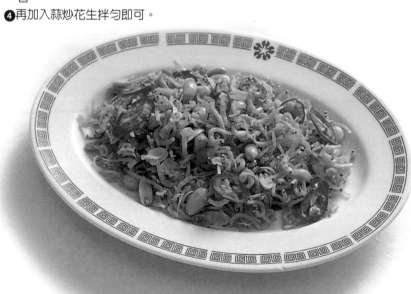

辣椒小魚豆干

Fish

【材料】

　　青、紅辣椒各30公克

　　豆豉2湯匙

　　小魚干30公克

　　五香豆干150公克

　　蒜頭20公克

【調味料】

　　味精、酒、

　　鹽少許

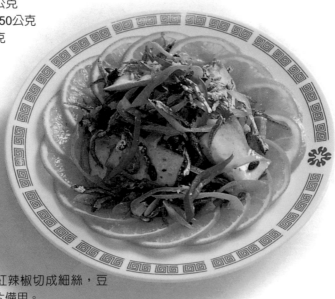

【做法】

❶ 將青、紅辣椒切成細絲，豆干切薄片備用。

❷ 起油鍋，將小魚干炒黃後取出。

❸ 將油倒出剩1湯匙油，置入蒜仁、豆豉略炒，放入辣椒、豆干、小魚干調味後，炒勻即可。

營·養·成·份·表		
熱量	492	千卡
蛋白質	57.18	公克
脂肪	18.99	公克
醣類	23.07	公克
鈣質	1126.2	毫克

營養師的叮嚀

這是一道嗜辣味者很下飯的小菜。

魚、海鮮類

魚、海鮮類

鳳尾蝦

【材料】
　劍蝦300公克
　鮮奶1杯
　低筋麵粉1杯
　香菜末50公克

【調味料】
　鹽、酒、薑、糖酌量

【做法】
❶將蝦去殼留尾洗淨，以鹽、酒、薑、糖醃30分鐘後，瀝乾。
❷將鮮奶、麵粉拌勻成麵糊。
❸將蝦沾麵糊放入油鍋，炸至金黃色撈起，再灑上香菜末即可。
❹吃時可沾胡椒鹽或番茄醬。

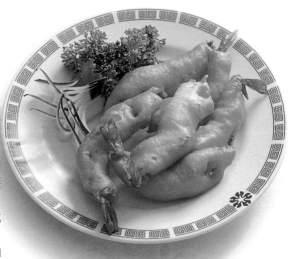

營·養·成·份·表		
熱量	769.1	千卡
蛋白質	82.3	公克
脂肪	6.87	公克
醣類	106.74	公克
鈣質	552.48	毫克

營養師的叮嚀
以鮮奶取代水，無形中增加鈣質的攝取之外，也提供另一種風味。

營養師的鈣念廚房
做個骨氣十足的女人
【讀者服務回函】

親愛的讀者：

　　董氏基金會向來本著真誠、紮實的態度，從事各項預防宣導工作。對於各種書籍的出版，也是源於此種態度，每本書籍都是我們的用心經營，期望透過完整的資料呈現，提供讀者最多的收穫。

　　非常感謝您購買本書，請您不吝指教，提供寶貴的意見，督促我們有更好的表現。只要您填妥本卡各項問題，寄回董氏基金會（免貼郵票），我們將提供您免費試閱一期《大家健康》雜誌。

購書地點：□＿＿＿＿＿＿＿市／縣＿＿＿＿＿＿＿＿書店 □郵購 □其他

您的年齡：□20歲以下 □21歲～30歲 □31歲～40歲 □41歲～50歲 □51歲以上

您的性別：□男 □女

教育程度：□高中以下(含高中) □大學／專科 □碩士以上

您的職業：□銷售業 □資訊業 □家管 □藝文業 □學生 □軍公教 □自由業
　　　　　 □服務業 □服務業 □廣告創意 □傳播媒體 □其他

職 位 別：□負責人 □高階主管 □中級主管 □一般職員 □專業人員 □SOHO族

1.您覺得本書的內容對您來說
　　□非常有閱讀價值 □有閱讀價值 □沒感覺 □無閱讀價值

2.您覺得本書的呈現方式（編排方式）
　　□很好 □不錯 □普通 □不好 □極差

3.您如何獲知本書訊息
　　□書店 □演講 □報章雜誌或廣播的推薦＿＿＿＿＿＿＿＿＿＿＿
　　□親友介紹 □網路媒體＿＿＿＿＿＿＿＿ □其他＿＿＿＿＿＿＿＿

4.您購買本書的動機(可複選)
　　□關心這個議題 □內容符合需要 □被書名吸引 □被封面吸引
　　□朋友推薦 □專題介紹 □欣賞作者 □其他＿＿＿＿＿＿＿＿＿＿

5.整體而言，您對本書
　　1.□非常滿意 2.□還算滿意 3.□不太滿意 4.□非常不滿意
　　5.□不知道／無意見

6.看完本書，您感到最有收穫的部分是

董氏基金會關心您。
電話：(02)27766133　　傳真：(02)27522455　　http//: www.jtf.org.tw

105
台北市復興北路57號12樓之3
財團法人董氏基金會　　收

營養師的
做個
骨氣十足
的女人
鈣念廚房

您的資料

姓　　名：	性別：□男　□女
出生日期：	職業：
聯絡電話：(　　　　)	
聯絡住址：□□□	

丁香魚穌

【材料】
　　丁香魚6兩
　　蔥、蒜末少許

營・養・成・份・表		
熱量	96.75	千卡
蛋白質	19.8	公克
脂肪	1.35	公克
醣類	0	公克
鈣質	51.75	毫克

【調味料】
　　醬油、糖各1湯匙
　　酒、醋各2茶匙

營養 師的叮嚀

營養師的叮嚀：丁香魚是富含鈣質的食物，可替代肉鬆等做為早餐配菜，配稀飯或夾入饅頭，細嚼慢嚥，香氣耐人尋味。

【做法】
❶先將丁香魚以清水洗淨，瀝乾備用。
❷將油加熱，倒入蔥、蒜末，爆香至焦黃撈出。
❸倒入切碎的丁香魚，中火炒至酥黃即可。
❹待冷，可裝入玻璃罐內，作為早餐搭配稀飯食用。

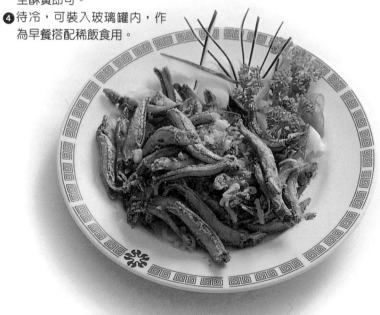

芝麻蝦球

【材料】
去殼草蝦300公克
太白粉10公克
黑或白芝麻1湯匙
沙拉醬2湯匙
蛋白1個量

營・養・成・份・表		
熱量	438.625	千卡
蛋白質	41.58	公克
脂肪	24.63	公克
醣類	13.9	公克
鈣質	326.375	毫克

【調味料】
醬油、鹽、酒

【做法】
❶ 草蝦洗淨，自背部切開以鹽、
酒醃10分鐘，拌入太白粉。
❷ 起油鍋，中火將蝦仁炸成金黃
色，將油倒出，再加入沙拉
醬、蛋白拌勻。
❸ 最後撒入芝麻即可。

營養師的叮嚀

此菜含油量較高，減肥者需
酌量食用。

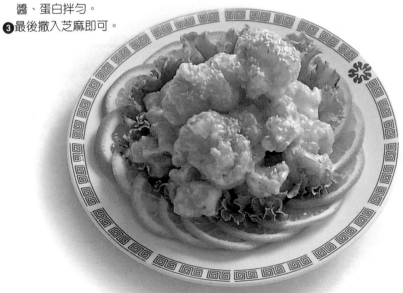

九層塔炒蛤蜊

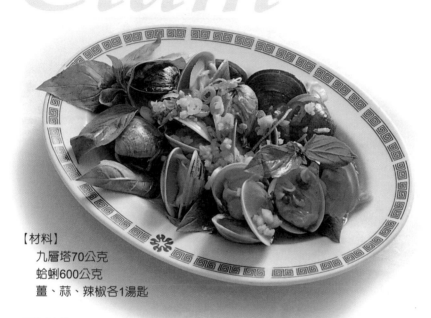

【材料】
　九層塔70公克
　蛤蜊600公克
　薑、蒜、辣椒各1湯匙

【調味料】
　醬油、鹽、味精少許

【做法】

❶蛤蜊先以鹽水吐沙（鹽水比
　例：將1湯匙鹽放入500cc水
　中）。

❷起油鍋，爆香薑、蒜、辣
　椒，再放入蛤蜊炒開。

❸最後放入九層塔拌炒，再加
　以調味即可。

營·養·成·份·表		
熱量	102.2	千卡
蛋白質	14.06	公克
脂肪	1.139	公克
醣類	10.061	公克
鈣質	262.02	毫克

營養師的叮嚀

蛤蜊是高膽固醇食物，對於
限膽固醇的人並不適合，但
可考慮改用蒟蒻400公克取
代。

魩仔魚炒蛋

【材料】
　　魩仔魚4兩
　　蛋4個
　　蔥少許

營·養·成·份·表		
熱量	376.9	千卡
蛋白質	39.8	公克
脂肪	22.68	公克
醣類	0.66	公克
鈣質	100.5	毫克

【調味料】
　　鹽、味精

【做法】
❶將魩仔魚洗淨，瀝乾。
❷將蛋打入碗內，用細質網將
　蛋液過濾，去除雜質並加鹽
　及味精調味後，備用。
❸蔥切碎爆香，放入魩仔魚，
　中火翻炒至金黃，再倒入蛋
　液炒勻即可。

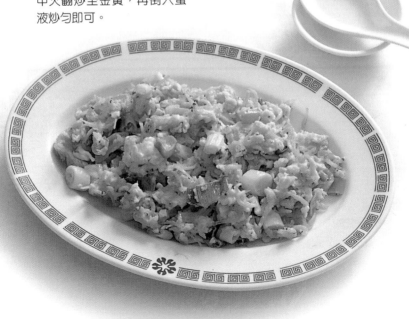

鹽酥溪蝦

Shrimp

【材料】
　溪蝦600公克
　蔥50公克
　蒜頭20公克
　辣椒5公克

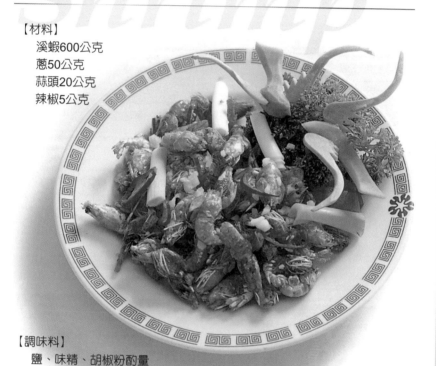

【調味料】
　鹽、味精、胡椒粉酌量

【做法】
❶ 將溪蝦剪去鬚、腳，洗淨瀝
　乾。
❷ 蔥洗淨切段，蒜頭拍碎。
❸ 起油鍋，加熱至八分熱，放
　入蝦，炸酥並將油倒出。
❹ 爆香蔥、蒜、辣椒，放入溪
　蝦，調味後即可盛起。

營・養・成・份・表		
熱量	612.25	千卡
蛋白質	133.42	公克
脂肪	6.54	公克
醣類	8.135	公克
鈣質	87.2	毫克

牛奶豆腐

【材料】
　蛋白8個
　鮮奶800cc
　海苔酥20公克

【調味料】
　鹽適量

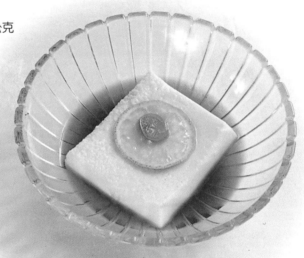

【做法】
　❶將蛋白與鮮奶一起打勻。
　❷調味後，以細網過濾，裝入
　　碗中。
　❸放入蒸籠以大火蒸3分鐘，再
　　改以小火蒸15分鐘即可。
　　（將水滾開後再放上蒸籠，以
　　筷子將蒸籠蓋稍架開，蒸出
　　來的蛋才漂亮）。
　❹食用前撒上海苔酥。

營・養・成・份・表	
熱量	743.1 千卡
蛋白質	69.5 公克
脂肪	26.7 公克
醣類	56.2 公克
鈣質	188.3 毫克

毛豆炒豆干

Soybean

【材料】
　毛豆150公克
　豆干丁150公克

【調味料】
　糖、醬油各1湯匙
　鹽、味精少許

營・養・成・份・表		
熱量	427.5	千卡
蛋白質	47.25	公克
脂肪	17.55	公克
醣類	24	公克
鈣質	1084.5	毫克

【做法】
❶ 將油加熱，放入毛豆、豆干
　丁炒勻後，加入調味料，炒
　至熟透即可。
❷ 喜歡辣味者，可加些辣豆瓣
　醬，風味更佳。

營養師的叮嚀

豆類含有維生素B群及蛋白
質，與豆干互相搭配著吃，
有互補蛋白質及胺基酸的作
用。對素食者而言，是一道
值得推薦的菜餚。

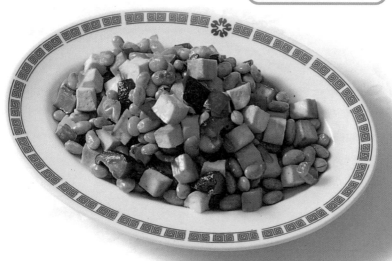

豆腐、蛋類

蔥燒豆腐

【材料】
豆腐2塊
蔥3支

【調味料】
醬油、味精少量

營·養·成·份·表		
熱量	190	千卡
蛋白質	17.75	公克
脂肪	9.05	公克
醣類	12.15	公克
鈣質	320	毫克

【做法】
❶ 將豆腐切成塊狀，蔥切段。
❷ 起油鍋，將蔥白爆香後，放入豆腐煎至兩面黃後加入醬油調味，再以小火將汁收乾，最後放入蔥綠即可。

營養師的叮嚀
此道是老少皆宜的菜餚。豆腐軟嫩，入口即化，且鈣質含量不低。

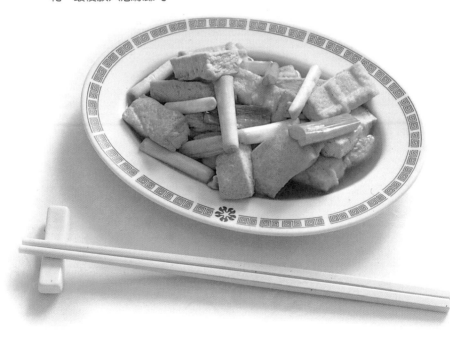

招牌豆腐

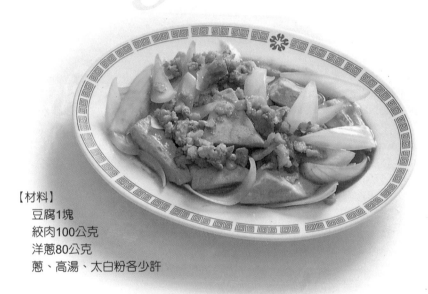

【材料】
　豆腐1塊
　絞肉100公克
　洋蔥80公克
　蔥、高湯、太白粉各少許

【調味料】
　醬油、味精、鹽、胡椒粉少許

營·養·成·份·表		
熱量	234.8	千卡
蛋白質	30	公克
脂肪	6.52	公克
醣類	16.1	公克
鈣質	162	毫克

【做法】

❶將豆腐、洋蔥切丁。

❷起油鍋,炒香蔥花、絞肉,再放入洋蔥,待洋蔥呈透明狀後,放入豆腐、高湯及調味料,以中火煮開,再以小火燜煮。

❸最後加入太白粉勾芡即可。

營養師的叮嚀

豆腐有多種的烹調方式,可隨個人喜好,放入不同的食物搭配,是中老年人很好的食物。

豆腐、蛋類

九層塔炒豆腐

【材料】
九層塔100公克
絞肉50公克
豆腐2塊
蔥花1湯匙

【調味料】
鹽、味精少許

營·養·成·份·表		
熱量	*268*	千卡
蛋白質	*30.7*	公克
脂肪	*19.8*	公克
醣類	*17.6*	公克
鈣質	*478*	毫克

營 師的叮嚀

九層塔的味道較濃,有些人不敢吃,但是鈣質含量較豐富,與豆腐一起食用,別有風味。

【做法】
❶ 將九層塔洗淨取其嫩葉,豆腐切塊。
❷ 起油鍋,先將豆腐炸黃,撈起備用。
❸ 將蔥花爆香,置入絞肉炒開,再放入九層塔略炒,放入豆腐後調味,以小火燜煮1分鐘即可盛起。

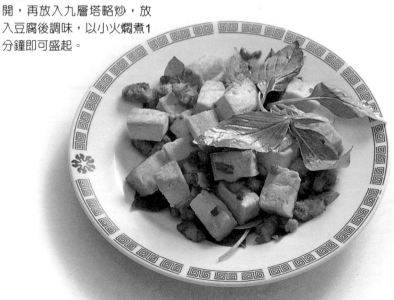

番茄蝦仁豆腐

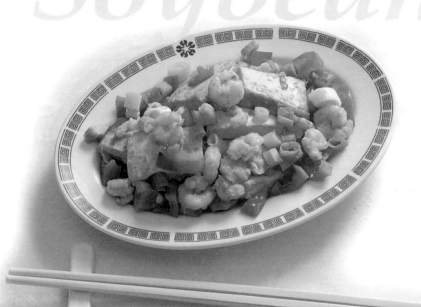

【材料】
番茄200公克
豆腐2塊
蝦仁200公克
全蛋1個
蛋白1個
太白粉1湯匙
蔥、高湯少許

【調味料】
鹽、酒少許

【做法】

❶ 將蝦仁洗淨拭乾，以酒、鹽、蛋白醃20分鐘。

❷ 再將豆腐切去四邊，再切成片狀，以鹽略醃，再以打好的蛋液淋上。

❸ 番茄洗淨切大塊備用。

❹ 起油鍋，先將蝦仁炒熟調味後撈起。

❺ 再以油鍋將豆腐煎黃，放入高湯調味煮開，加入番茄、蝦仁拌炒，以太白粉勾芡，最後灑上蔥花即可。

營·養·成·份·表		
熱量	413	千卡
蛋白質	41.7	公克
脂肪	12.8	公克
醣類	23.31	公克
鈣質	524	毫克

海帶燉黃豆

【材料】
　黃豆300公克
　海帶結70公克

【調味料】
　醬油5湯匙
　白醋2湯匙
　糖15公克

營 · 養 · 成 · 份 · 表		
熱量	1223.2	千卡
蛋白質	105.4	公克
脂肪	45.14	公克
醣類	115.31	公克
鈣質	712	毫克

【做法】
❶ 將黃豆洗淨後，泡溫水4～5
　小時，至漲大一倍。
❷ 加水至淹滿黃豆，再加入醬
　油、白醋，加熱燜煮至快爛
　時，再加入海帶結、糖，煮
　至熟爛，汁收乾即可。

營養師的叮嚀

海帶及黃豆都是鈣質含量豐
富的植物性來源，搭配烹
調，適合吃素的人。

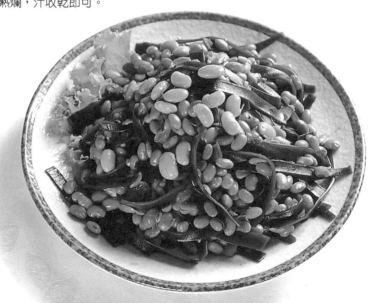

豆腐海帶沙拉

【材料】
　豆腐2塊
　嫩海帶芽80公克
　芹菜80公克
　辣椒半根

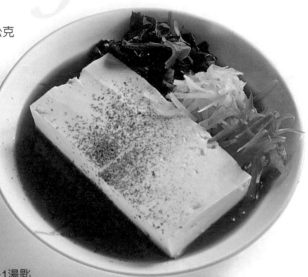

【調味料】
　醬油、香油各1湯匙
　糖、醋、薑末適量

【做法】

❶ 將調味料拌勻成調味汁。海
　帶芽洗淨，以開水汆燙，瀝
　乾。

❷ 豆腐切塊、辣椒洗淨切絲。

❸ 芹菜切成段，以開水汆燙，
　瀝乾。

❹ 將材料置入盤中，淋上調味
　汁即完成。

營·養·成·份·表		
熱量	435.4	千卡
蛋白質	35.6	公克
脂肪	14.4	公克
醣類	31.52	公克
鈣質	685.6	毫克

豆腐、蛋類

琵琶豆腐

【材料】
　豆腐2塊
　蛋1個
　香菇1兩
　胡蘿蔔100公克
　青椒2個
　太白粉少許

【調味料】
　胡椒粉、胡椒鹽少許

【做法】
❶ 將豆腐剁碎，去水分，香菇泡軟切丁，胡蘿蔔及青椒亦分別切丁。
❷ 將❶料混合，調味拌勻後，加入蛋、胡椒粉、太白粉再拌勻。
❸ 將❷料順著湯匙做成琵琶形狀，放入熱油炸至外皮酥黃浮起即可。
❹ 裝入盤內食用時，可依口味沾胡椒鹽等沾料。

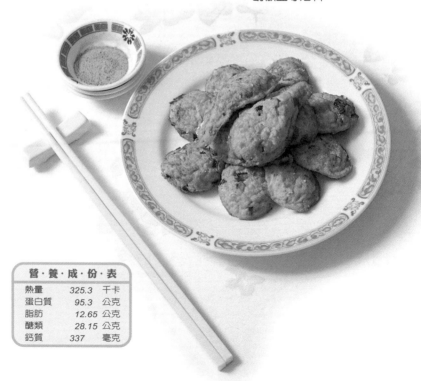

營・養・成・份・表		
熱量	325.3	千卡
蛋白質	95.3	公克
脂肪	12.65	公克
醣類	28.15	公克
鈣質	337	毫克

腐皮香菜

【材料】
腐皮3張
豆包3塊
九層塔150公克

【調味料】
糖、鹽、味精少量

【做法】
1. 將豆包切成丁狀，九層塔切碎拌勻，調味後做成餡料。
2. 將腐皮攤開，對切成四片，將餡料包成春捲狀。
3. 以油鍋炸至金黃色即可。
4. 可佐番茄醬食用，味道更出色。

營·養·成·份·表		
熱量	1230	千卡
蛋白質	154.5	公克
脂肪	53.55	公克
醣類	33.15	公克
鈣質	637.5	毫克

營養師的叮嚀

九層塔是蔬菜中含鈣質較多的食材，此道菜內餡可換為紫菜酥，味道一樣很棒。

豆腐、蛋類

什錦豆腐羹

【材料】

豆腐4塊
胡蘿蔔40公克
冬菇30公克
木耳20公克
肉絲80公克
無油高湯2小匙
蠔油1小匙
太白粉少許

【調味料】

醬油、鹽、味精、麻油

【做法】

❶ 將豆腐、冬菇、木耳、胡蘿蔔
切絲,將肉絲用少許醬油醃浸
10分鐘。

❷ 起油鍋,將蔥、肉絲、木耳、
冬菇、胡蘿蔔炒香,再放入高
湯及豆腐煮約3分鐘。

❸ 醬油、蠔油、麻油先用小碗裝
好調勻,再倒入高湯中煮開即
可。

營·養·成·份·表		
熱量	473.5	千卡
蛋白質	58.17	公克
脂肪	16.22	公克
醣類	32.12	公克
鈣質	582	毫克

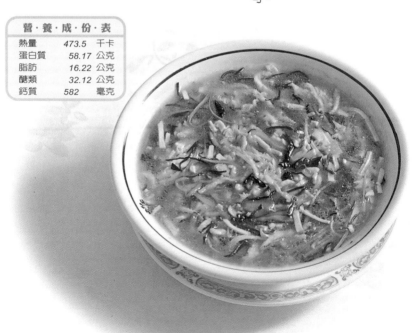

豆腐、蛋類

醬燒黃豆

【材料】
　黃豆200公克
　白蘿蔔50公克
　紅蘿蔔50公克
　毛豆50公克

【調味料】
　醬油2大匙
　糖1大匙
　酒1大匙

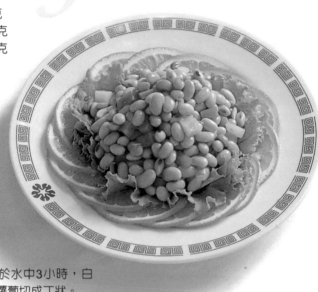

【做法】
❶ 黃豆浸泡於水中3小時，白
　蘿蔔、紅蘿蔔切成丁狀。
❷ 鍋內放入2杯水，先將黃豆
　用小火煮40分鐘。
❸ 然後加上紅蘿蔔、白蘿蔔及
　毛豆一起煮30分鐘，放入調
　味料後再煮10分鐘即可。

營·養·成·份·表		
熱量	860	千卡
蛋白質	79.75	公克
脂肪	32.1	公克
醣類	77.8	公克
鈣質	482	毫克

蘆筍手捲

【材料】
紫菜5張
蘆筍80公克
胡蘿蔔80公克
苜蓿芽40公克
小黃瓜80公克
沙拉醬3湯匙

【調味料】
鹽少許

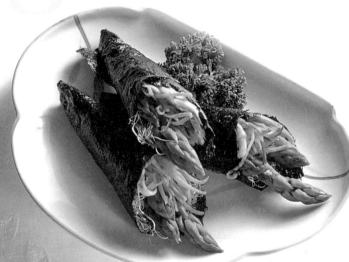

【做法】

❶ 將胡蘿蔔、小黃瓜切絲,以少量鹽略醃,去水備用。

❷ 蘆筍洗淨以開水燙熟,取其前段嫩綠部位。

❸ 將紫菜對切。

❹ 將醃好的胡蘿蔔、小黃瓜、蘆筍及苜蓿芽放入攤平的紫菜,對角捲起,以沙拉醬當糊料,將紫菜延邊黏住即可,放入烤箱以中火烤,變色即可取出裝盤。

營·養·成·份·表		
熱量	258.8	千卡
蛋白質	8.8	公克
脂肪	30.72	公克
醣類	24.8	公克
鈣質	120.6	毫克

營養師的叮嚀

這是一道適合減重朋友的低熱量高鈣菜餚,可多吃無妨,若想更快達到減重目地,可將沙拉醬省略,以太白粉、花椒粉加水煮成糊狀,當作糊料亦可。

蔬
菜
類

涼拌蘆筍

【材料】
　　綠蘆筍300公克
　　美乃滋1湯匙
　　細柴魚1湯匙

【做法】
❶將蘆筍去掉硬皮，洗淨。
❷水煮開加入少許鹽，將蘆筍
　放入，煮熟後撈起，沖冷開
　水，瀝乾切段後，裝盤。
❸淋上美乃滋，周邊置放細柴
　魚裝飾即可。

營·養·成·份·表		
熱量	120	千卡
蛋白質	0.9	公克
脂肪	10.3	公克
醣類	18	公克
鈣質	60	毫克

營養師的叮嚀

蘆筍有多種做法，其中涼拌
方式最能吃出蘆筍原味。

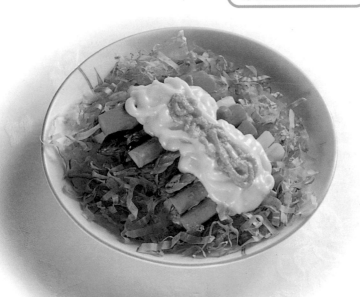

蔬菜類

干貝芥藍

【材料】
　芥藍菜600公克
　乾干貝100公克
　薑絲少許
　太白粉少許

【調味料】
　鹽、味精少許

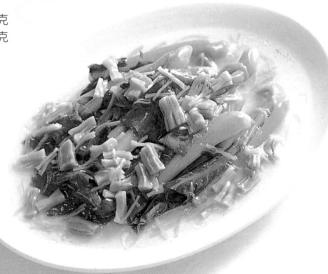

【做法】
❶ 將芥藍菜洗淨取枝葉部分；
　干貝以冷開水浸泡約3小時。
❷ 將芥藍菜放入鹽水燙熟，以
　冷開水冷卻後，將綠葉部分
　朝外，置於圓盤中心。
❸ 將薑絲以少量水煮開，再放
　入泡軟的干貝煮10分鐘後，
　加入鹽、味精等調味料，再
　加入太白粉水勾芡，倒入圓
　盤內中心處即成。

營・養・成・份・表		
熱量	456	千卡
蛋白質	131.4	公克
脂肪	4.4	公克
醣類	54.4	公克
鈣質	1572	毫克

營養師的叮嚀

芥藍菜、干貝皆是富含鈣質
的食物，而干貝又含有蛋白
質，對植物性來源的鈣質吸
收有幫助，是值得推薦的菜
餚。

莧菜豆腐魩仔魚羹

【材料】
　　莧菜600公克
　　老式豆腐1塊
　　去油濃湯5杯
　　魩仔魚2兩
　　太白粉少許

【調味料】
　　鹽、味精少許

營·養·成·份·表		
熱量	288.25	千卡
蛋白質	28.3	公克
脂肪	7.45	公克
醣類	17.4	公克
鈣質	1094	毫克

【做法】

❶ 將莧菜洗淨，以鹽水汆燙後撈出，立刻以冷開水沖涼，再切細。

❷ 豆腐切丁後，以開水汆燙，撈出。

❸ 將低油濃湯煮開後放入豆腐、魩仔魚，調好味道後，再放入太白粉煮至粘稠狀，之後放入莧菜煮滾即可熄火。

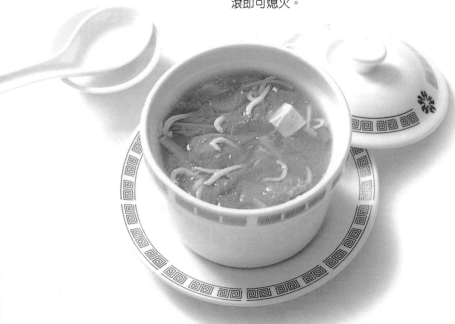

蔬菜類

九層塔炒蒟蒻

【材料】
　　九層塔400公克
　　紅白蒟蒻各200公克
　　辣椒10公克
　　蒜泥20公克

【調味料】
　　味精、鹽、醬油

【做法】
　　❶九層塔洗淨備用。
　　❷起油鍋，將蒜泥、辣椒爆香。
　　❸放入蒟蒻炒勻，調味，再放入
　　　九層塔熱鍋快炒即可。

營·養·成·份·表		
熱量	162.25	千卡
蛋白質	12.76	公克
脂肪	2.29	公克
醣類	27.58	公克
鈣質	907.2	毫克

營養師的叮嚀

蒟蒻屬高鈣食品，而九層塔
的濃郁香味，剛好輔助沒有
味道的蒟蒻呈現另一種風
味。

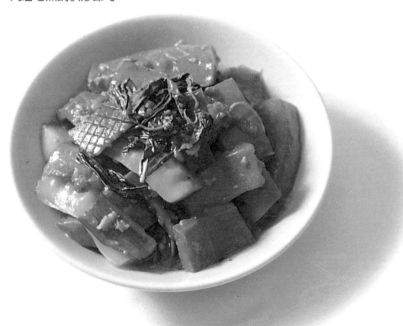

什錦蒟蒻

Veg.

【材料】
　蒟蒻100公克
　桶筍70公克
　胡蘿蔔70公克
　豌豆莢30公克
　蔥20公克
　香菇6朵
　紅甜椒1/4顆

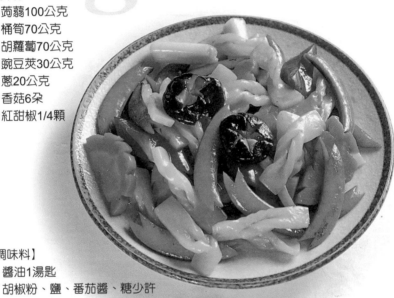

【調味料】
　醬油1湯匙
　胡椒粉、鹽、番茄醬、糖少許

【做法】

❶ 將蒟蒻中間切一裂口，由一
　端穿過此裂口，可將蒟蒻弄
　成麻花形狀。

❷ 起油鍋，放入蔥段爆香後，
　將蒟蒻、桶筍、胡蘿蔔、豌
　豆莢放入拌炒，再加入鹽、
　味精調味。

❸ 加醬油調色後，灑入胡椒粉
　拌勻即可起鍋。

營・養・成・份・表		
熱量	101.3	千卡
蛋白質	4.6	公克
脂肪	0.71	公克
醣類	19.22	公克
鈣質	145.8	毫克

營養師的叮嚀

蒟蒻是一種富含纖維、鈣質
的植物性食物，與胡蘿蔔、
桶筍搭配烹調，是一道深具
飽足感的菜餚，只要控制油
量，適合減重的人。

105

蔬菜類

海帶結燜排骨

【材料】
　　海帶結200公克
　　小排600公克
　　蔥20公克
　　米酒20cc

【調味料】
　　醬油3湯匙
　　八角、薑少量
　　糖、鹽酌量

營·養·成·份·表		
熱量	1062.9	千卡
蛋白質	113.81	公克
脂肪	114.46	公克
醣類	16.205	公克
鈣質	243.55	毫克

【做法】
　❶小排切段，連同海帶放入滾水煮2分鐘，撈起後再用冷水洗淨。
　❷將所有材料及調味料放入鍋中，加入半碗的水，先以大火煮滾，再改以小火燜煮約30～40分鐘即成。

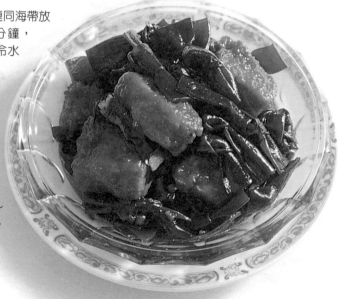

海藻沙拉

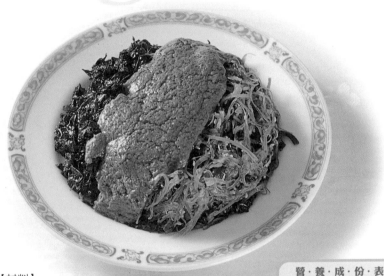

【材料】
　紫菜200公克
　海藻200公克

【調味料】
　麻油、醋、芝麻醬、
　醬油膏適量

營·養·成·份·表		
熱量	110	千卡
蛋白質	8	公克
脂肪	0.008	公克
醣類	22.8	公克
鈣質	504	毫克

【做法】
❶將紫菜、海藻去沙洗淨。
❷將紫菜、海藻以滾水汆燙，
　變色即可撈起，放入冷開水
　中，待涼後放入冰箱，食用
　時再淋上調味料即可。

空心菜炒丁香魚

【材料】

　空心菜300公克

　丁香魚35公克

　蒜5粒

【調味料】

　鹽、味精少量

營·養·成·份·表	
熱量	87.05 千卡
蛋白質	7.28 公克
脂肪	1.41 公克
醣類	12.9 公克
鈣質	242.05 毫克

【做法】

❶ 空心菜洗淨切段。

❷ 將丁香魚用熱油炸黃撈出。

❸ 起油鍋，將蒜仁爆香，放入
空心菜略炒，再放入炸黃的
丁香魚拌炒勻即可。

營養師的叮嚀

丁香魚的鈣質含量與魩仔魚
相同，與植物性蔬菜類烹調
可提高蔬菜類的鈣質吸收
率，有相輔相成的作用。

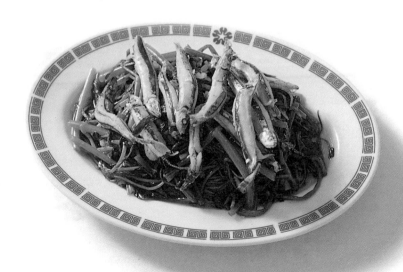

鮮奶菜捲

【材料】
　高麗菜600公克
　蝦仁150公克
　胡蘿蔔100公克
　荸薺100公克
　絞肉150公克
　香菇2朵
　鮮奶1杯
　太白粉少量
　高湯1杯

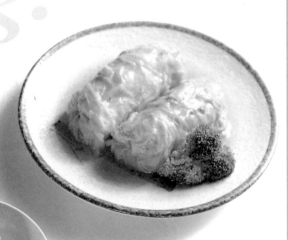

【調味料】
　胡椒粉、酒、鹽、麻油、味精少量

營・養・成・份・表		
熱量	648	千卡
蛋白質	65.56	公克
脂肪	15.81	公克
醣類	64.04	公克
鈣質	772.9	毫克

營養師的叮嚀

中式菜餚很少使用鮮奶烹調，此道鮮奶菜捲於內餡中加入鮮奶，別有一番風味。

【做法】

❶ 將高麗菜用滾水燙軟，剝下葉子，再將菜葉之中心老莖部位切薄。

❷ 將絞肉、蝦仁、荸薺、胡蘿蔔、香菇分別剁碎後，加入鮮奶、太白粉拌勻，再加入調味料調味，做成內餡備用。

❸ 將處理好的葉片攤平，取內餡包入葉中捲成長條。

❹ 鍋中加入高湯，將菜捲排入，加蓋，用中小火煮約15分鐘，待湯汁收乾即可取出排於盤中，淋些麻油、胡椒粉。

109

芝麻四季豆

【材料】
　四季豆600公克
　絞肉60公克
　黑白芝麻1湯匙
　蒜泥少許

【調味料】
　醬油、鹽、味精、糖少許

【做法】
❶ 黑白芝麻以小火略炒，盛起
　備用。
❷ 四季豆去頭尾對切。
❸ 起油鍋將絞肉炒熟，放入醬
　油炒勻。
❹ 將四季豆放入，大火快炒調
　味後，撒入芝麻拌勻即可。

營·養·成·份·表	
熱量	334.2 千卡
蛋白質	28.04 公克
脂肪	10.08 公克
醣類	39.7 公克
鈣質	279.08 毫克

營養師的叮嚀
芝麻富含鈣質，可增加鈣質
攝取，並增加食物的風味。

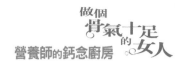

做個
骨氣十足的女人
營養師的鈣念廚房

蝦皮高麗菜

蔬菜類

【材料】
　蝦皮1湯匙
　高麗菜600公克
　蔥30公克

【調味料】
　鹽適量

【做法】
❶蝦皮洗淨、瀝乾。
❷高麗菜洗淨、剝片。
❸起油鍋，爆香蝦皮、蔥段，
　加入高麗菜炒熟，再調味即
　可。

營 · 養 · 成 · 份 · 表	
熱量	169.91 千卡
蛋白質	12.69 公克
脂肪	2.09 公克
醣類	28.46 公克
鈣質	543.45 毫克

營養師的叮嚀

蝦皮是整隻小蝦曬乾，含鈣
量較蝦仁多很多。

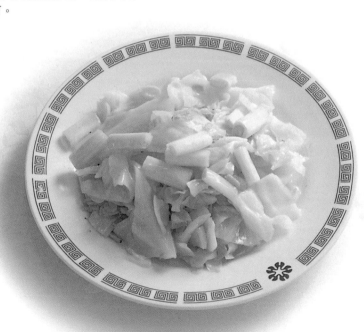

酸辣魩仔魚羹

【材料】
　　肉絲120公克
　　魩仔魚60公克
　　木耳20公克
　　香菇20公克
　　豬血60公克
　　胡蘿蔔60公克
　　豆腐60公克
　　竹筍60公克
　　酸菜30公克
　　蔥20公克
　　蛋1個
　　高湯4杯
　　太白粉3湯匙
　　香菜1湯匙

【調味料】
　　醬油、醋各1湯匙
　　香油1茶匙
　　糖2茶匙
　　胡椒粉適量

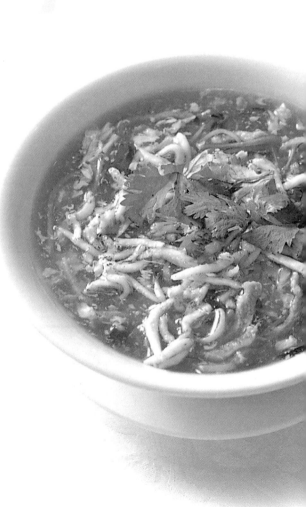

【做法】

❶ 將蔥、木耳、香菇、竹筍、酸菜、胡蘿蔔洗淨切絲，豬血切成長條狀，魩仔魚洗淨瀝乾，備用。

❷ 起油鍋，將蔥、香菇、魩仔魚一起爆香，倒入高湯煮開，加入其他切好的材料，再調入糖、醋及醬油。

❸ 加入調勻之太白粉水勾芡，以小火煮開後淋上蛋汁，待蛋花浮起後，加入香油及胡椒粉，再灑上香菜即成。

營養師的叮嚀

酸辣湯是吃水餃時不可或缺的湯品，加入魩仔魚，味道新鮮，值得嘗試。

營·養·成·份·表		
熱量	628.65	千卡
蛋白質	52.7	公克
脂肪	12.595	公克
醣類	67.595	公克
鈣質	206.2	毫克

蝦皮豆腐羹

【材料】
　豆腐300公克
　蝦皮30公克
　肉絲50公克
　太白粉20公克
　芹菜20公克
　蒜20公克
　高湯4杯

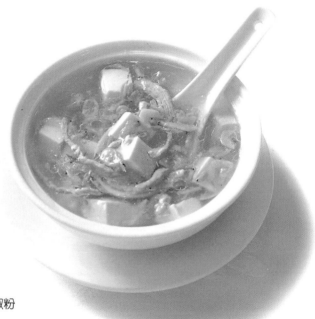

【調味料】
　鹽、味精、胡椒粉

【做法】
　❶ 將蝦皮洗淨瀝乾,豆腐切小
　　 塊,芹菜切細末。
　❷ 起油鍋,將蝦皮、蒜泥爆
　　 香,放入肉絲略炒後,加入
　　 高湯煮開,灑上胡椒粉調
　　 味,起鍋前再放入芹菜細末
　　 即可。

營·養·成·份·表		
熱量	442.316	千卡
蛋白質	45.83	公克
脂肪	12.29	公克
醣類	37.03	公克
鈣質	856.4	毫克

營養師的叮嚀

蝦皮、豆腐都是高鈣食物,
一起組合搭配,吃得安心。

海苔蚵仔羹

【材料】
　海苔4張
　蚵仔240公克
　白芝麻10公克
　蔥20公克
　太白粉10公克
　高湯5杯

【調味料】
　鹽、味精適量
　香油少許

【做法】
❶ 蚵仔洗淨瀝乾,略調味後裹
　上太白粉。
❷ 起油鍋,將蔥爆香後加入高
　湯煮開。
❸ 放入蚵仔,煮開後轉小火,
　再放入海苔片,灑上芝麻、
　滴上香油即可起鍋。

營·養·成·份·表		
熱量	306.46	千卡
蛋白質	30.59	公克
脂肪	9.25	公克
醣類	27.68	公克
鈣質	106.3	毫克

115

髮菜干貝絲瓜湯

【材料】
　　髮菜1/2錢
　　干貝3兩
　　絲瓜400公克
　　芹菜50公克
　　蝦皮20公克
　　高湯5杯

營·養·成·份·表		
熱量	452.5	千卡
蛋白質	77.35	公克
脂肪	2	公克
醣類	34.19	公克
鈣質	452.76	毫克

營養師的叮嚀

干貝、蝦皮、髮菜都是高鈣食物，而且熱量不高，是一道減重高鈣美食。

【調味料】
　　鹽、味精適量

【做法】
　❶ 絲瓜洗淨，去皮、去子後切片，蝦皮洗淨。
　❷ 芹菜洗淨切末，干貝浸水30分鐘泡軟。
　❸ 將高湯煮開，加入蝦皮、干貝，再加入絲瓜煮熟，起鍋前放入髮菜、芹菜即可。

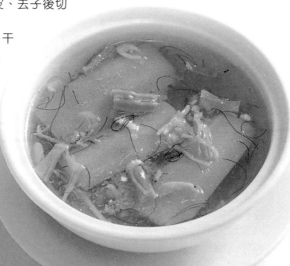

蔬菜濃湯

【材料】
　高麗菜200公克
　胡蘿蔔100公克
　馬鈴薯200公克
　番茄200公克
　起司50公克
　鮮奶1杯
　高湯4杯

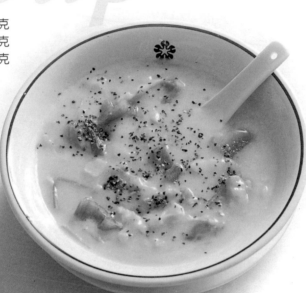

【調味料】
　黑胡椒粉酌量、鹽適量

【做法】
❶ 將高麗菜、胡蘿蔔、馬鈴薯、番茄洗淨，胡蘿蔔及馬鈴薯去皮切丁，番茄去蒂切丁，高麗菜切段。
❷ 將高湯煮開，加入上述食材，以小火熬煮至濃稠狀後調味，再加入鮮奶煮一分鐘，起鍋前依口味加入黑胡椒粉即可。

營·養·成·份·表		
熱量	566	千卡
蛋白質	74.61	公克
脂肪	20.56	公克
醣類	70.84	公克
鈣質	719.4	毫克

營養師的叮嚀

此道是比照西式美食鄉下濃湯的做法，有其獨特的口味。

117

粥品主食類

魩仔魚蛋冬粉湯

【材料】
魩仔魚30公克
香菇20公克
冬粉或蒟蒻400公克
香菜或芹菜20公克
蔥20公克
蛋2個
高湯4杯

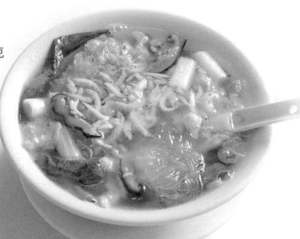

【調味料】
鹽、味精適量

【做法】

❶ 魩仔魚洗淨瀝乾,加入蛋中打散。

❷ 蔥洗淨斜切片,香菜切細,冬粉泡軟。

❸ 起油鍋,將蔥白、香菇一起爆香,再倒入魩仔魚蛋液,蔥綠另放,翻炒至蛋液凝結。

❹ 加入高湯及調味料,水滾後放入冬粉,煮至冬粉呈透明狀,灑上香菜即成。

營 · 養 · 成 · 份 · 表		
熱量	269.4	千卡
蛋白質	17.51	公克
脂肪	11.67	公克
醣類	21.85	公克
鈣質	433.9	毫克

營養師的叮嚀

把魩仔魚炒蛋煮湯,再加入冬粉搭配青菜,清香無比,也可以蒟蒻取代冬粉,熱量較低,卻含有較高的鈣質。

黑豆糙米排骨粥

【材料】
　　黑豆120公克
　　糙米240公克
　　排骨480公克
　　高湯6杯

【調味料】
　　鹽、味精適量

【做法】
1. 排骨洗淨，以開水川燙去雜質備用。
2. 黑豆、糙米洗淨，各泡水2小時。
3. 黑豆加高湯煮40分鐘後，加入糙米、排骨，以大火煮開後，改以小火煮至排骨熟透，調味後即可。

營·養·成·份·表		
熱量	2364	千卡
蛋白質	131.04	公克
脂肪	113.04	公克
醣類	196.68	公克
鈣質	386.4	毫克

營養師的叮嚀

此道養生粥熬煮時間較久，也代表愛心較多，吃在嘴裡，甜在心裡，是主婦們的真情表現。

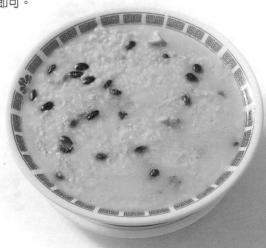

開陽胚芽米粥

【材料】
　　蝦米 1 大匙
　　胚芽米160公克
　　小排8兩
　　蔥20公克
　　無油高湯7杯

【調味料】
　　鹽1/2茶匙
　　胡椒粉少量

【做法】

❶將胚芽米洗淨浸泡1小時，蝦米洗淨泡軟。

❷將小排洗淨切塊，以開水汆燙。

❸起油鍋，爆香蔥、蝦米後，放入胚芽米及小排稍拌炒後，放入電鍋內鍋（將浸泡過胚芽米的水一起置入），加無油高湯7杯，電鍋外鍋加水8分滿，燉煮。

❹食用前，再加入調味料即可。

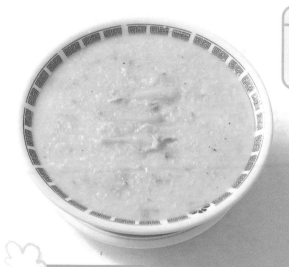

營・養・成・份・表		
熱量	786.5	千卡
蛋白質	51.34	公克
脂肪	9.51	公克
醣類	119.34	公克
鈣質	197.95	毫克

營養 師的叮嚀

國人鈣質攝取量明顯不足，若能在主食類烹調中加入高鈣食物，無形中可增加鈣攝取量。

胚芽米魩仔魚地瓜粥

【材料】
　　胚芽米60公克
　　地瓜100公克
　　魩仔魚60公克

【做法】

❶ 地瓜洗淨，切塊備用；胚芽米洗淨，泡水3～4小時。

❷ 將泡軟後的胚芽米放入電鍋煮成八分熟取出，再放入地瓜、魩仔魚，以瓦斯爐煮熟即成。

營·養·成·份·表		
熱量	364	千卡
蛋白質	10.9	公克
脂肪	2.28	公克
醣類	72.94	公克
鈣質	53.8	毫克

營養師的叮嚀

主食類中，胚芽米、地瓜的纖維含量較高，有助消化，搭配魩仔魚則可增加鈣質的攝取。

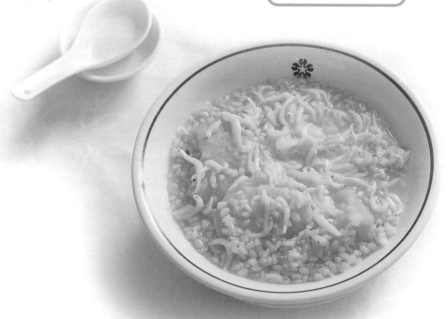

蝦皮匏瓜粥

【材料】
　蝦皮40公克
　胡瓜400公克
　白米飯4碗
　蔥1根

【調味料】
　鹽1小匙
　高湯3～4杯

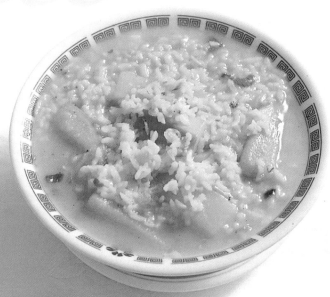

【做法】
❶ 蝦皮洗淨瀝乾備用，胡瓜切
　片，蔥切末。
❷ 起油鍋，蝦皮與蔥末先用少
　許鹽爆香，再擺入胡瓜稍拌
　炒。
❸ 加入高湯煮開後，再加入白
　米飯煮5分鐘即可。

營·養·成·份·表		
熱量	1594.7	千卡
蛋白質	41.84	公克
脂肪	3.72	公克
醣類	342.68	公克
鈣質	624.4	毫克

魚脯香菇肉粥

【材料】
　丁香魚1兩
　肉絲120公克
　香菇2朵
　米400公克
　筍絲300公克
　紅蔥頭20公克
　芹菜1大匙
　高湯6杯

【調味料】
　鹽1/2茶匙
　胡椒粉1/3茶匙

【做法】
❶ 米洗淨後泡水備用，紅蔥頭去外皮切末，香菇去蒂切絲。
❷ 芹菜去葉洗淨切末，丁香魚洗淨瀝乾。
❸ 將紅蔥頭爆香後撈出，放入香菇、丁香魚炒香，加入肉絲、筍絲翻炒，再放入泡過的米略炒後，加入高湯煮開，改以中火煮25分鐘，再以小火燜煮至熟即可。
❹ 食用前灑上芹菜及胡椒粉。

營・養・成・份・表		
熱量	1684	千卡
蛋白質	338	公克
脂肪	0	公克
醣類	60	公克
鈣質	240	毫克

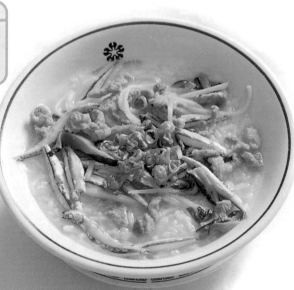

蝦皮絲瓜麵線

【材料】
　蝦皮30公克
　絲瓜150公克
　棕色麵線240公克
　豬肉絲80公克
　蚵仔150公克
　太白粉30公克
　無油高湯2杯

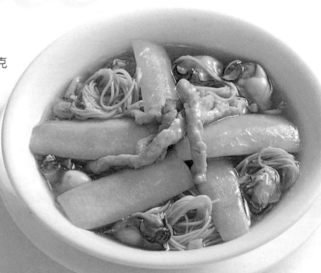

【調味料】
　蒜泥、黑醋、胡椒粉適量

【做法】

❶ 用刀背將肉絲輕拍至鬆軟，加入太白粉拌勻備用。

❷ 蚵仔以開水汆燙後撈起，絲瓜去皮、切片備用。

❸ 將無油高湯煮開，加入蝦皮及肉絲、麵線，再次煮開後放入絲瓜燜熟，再加入太白粉水、蚵仔，以小火煮3～4分鐘即成。

❹ 加入調味料即可食用。

營·養·成·份·表		
熱量	1162	千卡
蛋白質	69.66	公克
脂肪	7.87	公克
醣類	207.9	公克
鈣質	510.6	毫克

營養師的叮嚀

蚵仔麵線是有名的台灣小吃，加入絲瓜增加飽足感。蚵仔、蝦皮都是鈣質含量較高的食物。

西谷米牛奶

【材料】
西谷米100公克
全脂牛奶4杯
糖60公克

【做法】

❶ 將水煮開後放入西谷米，以
小火煮至半透明，撈出。

❷ 加入鮮奶及適量糖即可。

營·養·成·份·表		
熱量	1175	千卡
蛋白質	27.94	公克
脂肪	32.84	公克
醣類	194.06	公克
鈣質	1082.6	毫克

營養師的叮嚀

可用大粉圓取代西谷米，雖
然較耗時，但ＱＱ的咬勁，
值得品嚐。

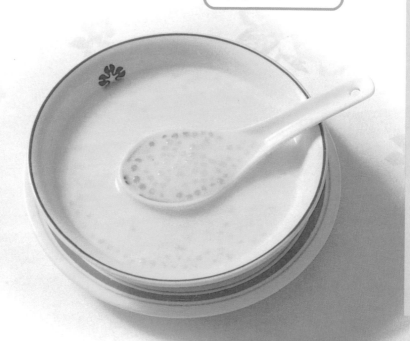

紅豆牛奶

【材料】
　　紅豆100公克
　　全脂奶4杯
　　糖60公克

【做法】
　❶ 將紅豆洗淨後泡水1
　　 小時。
　❷ 將紅豆放入水中，先
　　 以中火煮開，再以小
　　 火燜煮60分鐘，待紅
　　 豆熟透加入糖拌勻。
　❸ 食用時再加入牛奶，
　　 或將紅豆及牛奶放入
　　 果汁機打勻。

營・養・成・份・表		
熱量	*1148*	千卡
蛋白質	*50.24*	公克
脂肪	*33.24*	公克
醣類	*165.46*	公克
鈣質	*1180.6*	毫克

營養師的叮嚀

亦可將紅豆換成綠豆，也可
加入杏仁、豆漿等不同搭
配。

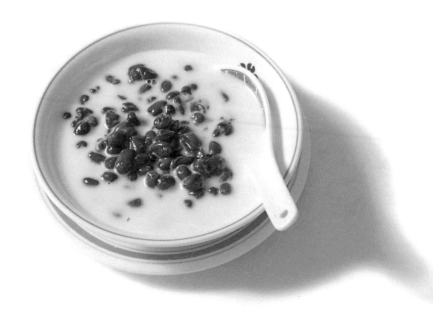

珍珠奶茶

【材料】
　大粉圓120公克
　全脂牛奶4杯
　綠茶包2包
　糖60公克

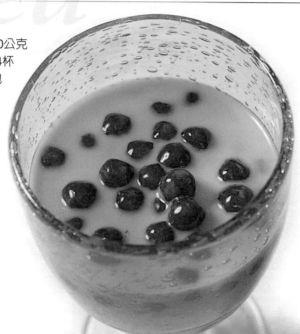

【做法】
❶ 將水煮開，放入粉
　圓煮至呈透明狀撈
　起。
❷ 以開水沖泡綠茶包至
　出味。
❸ 將粉圓、綠茶、鮮奶拌勻，
　依口味加糖即成。

營·養·成·份·表	
熱量	1246.8 千卡
蛋白質	27.96 公克
脂肪	32.88 公克
醣類	212.04 公克
鈣質	1106.4 毫克

營養師的叮嚀

夏天放些冰塊更迷人。一般
市售奶茶多是加奶精，奶精
其實是植物油，熱量不低，
以綠茶及鮮奶做搭配，可以
降低熱量、提高鈣含量。

優酪乳綜合水果

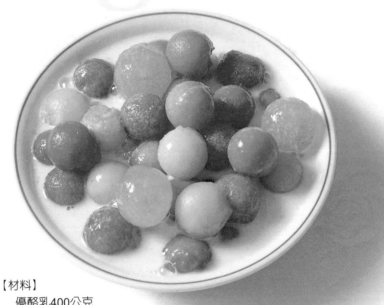

【材料】
　　優酪乳400公克
　　紅肉西瓜100公克
　　木瓜100公克
　　香瓜100公克
　　葡萄100公克

【做法】
　❶ 以挖球器將紅肉西瓜、木
　　　瓜、香瓜等果肉挖成球狀，
　　　放入盤中。
　❷ 淋上優酪乳即可。

營·養·成·份·表		
熱量	468	千卡
蛋白質	14.6	公克
脂肪	5.9	公克
醣類	94.7	公克
鈣質	285	毫克

營養師的叮嚀

這是一道適合夏天的美食。
優酪乳的種類不少，可依自
己的喜好搭配。

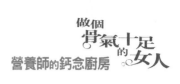

你的高鈣創意食譜

你的高鈣創意食譜

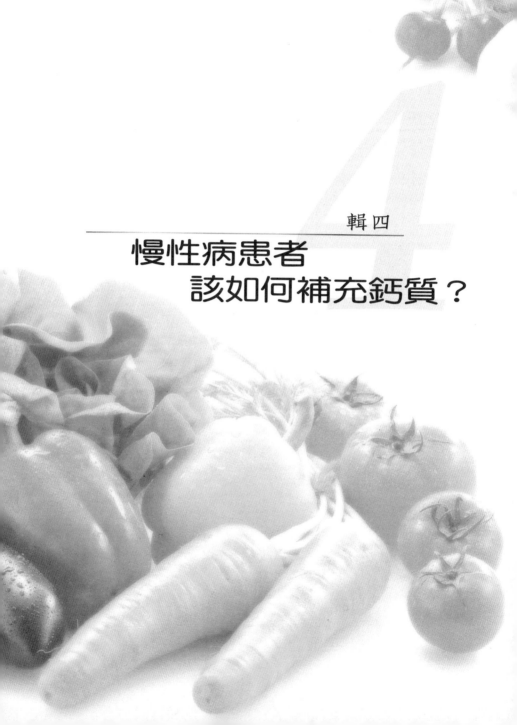

慢性病患者
該如何補充鈣質？

慢性病患者 該如何補充鈣質？

　　原發性骨質疏鬆症病患的年齡一般較大，尤其是進入更年期（台灣地區平均年齡約48歲）的婦女，更是骨質疏鬆症的高危險群。由於年老的關係，許多病患可能患有多種疾病，像是糖尿病、心血管疾病、肥胖、高血壓、關節炎、痛風等，當我們罹患某種疾病時，常常全神投入此疾病的相關治療，卻往往忽略在治療的同時，如何預防其他疾病的發生，骨質疏鬆症即是最常被忽略的，因為它看不見、摸不到，往往等到了骨折，才知道自己已經骨質疏鬆。

　　我的門診當中，有一位老太太已罹患糖尿病多年，平日對飲食嚴加限制，血糖一直控制得不錯，有一次她摔了一跤，髖骨骨折，經過手術治療，同時做骨質密度測量，才發現已嚴重骨質疏鬆。這個案例令我感觸良多，如果在這位病患控制飲食之初，在正確的糖尿病飲食觀念之外，加強鈣質的攝取，骨質疏鬆症是可以預防的。

糖尿病

糖尿病是更年期常伴有的一種疾病,可能是因為內分泌改變對糖的代謝能力所致。不管是初患或是有相當病史的糖尿病患,飲食控制都是治療糖尿病的根本措施,一般而言,糖尿病患的飲食原則包括:少量多餐,堅持低糖、低脂、正常蛋白質飲食,注意飲食與血糖、尿糖的關聯。病患經過醫師及營養師的指導,在了解食物的種類代換及可食份數後,更應該在選擇食物時,多選取富含鈣質的食物,增加鈣質攝取,以維持正常的骨質量。

奶類、蔬菜類及某些肉類,如小魚干、鮀仔魚,或豆製品等食物,鈣質的含量都頗高。但由於蔬菜類食物會同時含有草酸、植酸或纖維等成分,以致在消化道中會與鈣質形成不溶解的草酸和植酸鈣排出,而影響鈣吸收。菠菜、甜菜等草酸含量不低,所以菠菜中的鈣質利用率並不高。

嚴格說來,對人體而言,奶類是最好的鈣質來源,不喝牛奶且又不注意食物的選擇,很不容易達到衛生署的鈣建議攝取量,而且牛奶中含有維他命D可促進鈣質吸收。但是牛奶中的乳糖卻是造成腸道中缺乏乳糖酵素的人,喝牛奶會拉肚子的原因,反而阻礙

腸道對鈣的吸收，可以低乳糖牛乳、優酪乳取代牛奶。

除鈣質外，維持骨骼正常的礦物質尚有錳、鋅、銅，及維他命C、D等，糖尿病患若能依照營養師的指導，均衡攝取各類食物，應該不虞缺乏上述營養素。

高血壓

收縮壓在160m/mHg以上、舒張壓在95m/mHg以上，即是高血壓。高血壓是一種常見疾病，除了會引起心臟疾病外，控制不當時，還可能引起中風。在臨床治療上，藥物治療是主要的方法之一，相對地，飲食的限制也是重要的要求項目。

飲食首要限制鹽量，意即含鈉高的食物要盡量避免，依病情而定，醫生多要求患者一天的鹽攝取量不超過5公克（1茶匙，含鈉量2000毫克）。

鈣的攝取量與高血壓的發生及控制有密切的關係。研究指出，對高血壓的患者與血壓正常的人進行飲食行為調查，發現同年齡的高血壓患者攝取的鈣量比血壓正常的人的鈣攝取量明顯較少。因此有專家認為「鈣質攝取不足也是造成高血壓的原因之一，而不

僅是鹽分的攝取過量而已。」另有研究指出，有些高
血壓患者在攝取足量的鈣後，高血壓的控制情形即改
善，對藥物的需求也降低，再度顯示鈣與血壓的密切
關係。

　　過量的鈉除了會造成血壓上升，也會促進鈣由尿
中排出，因此吃太鹹的人，即使飲食中的鈣攝取已達
建議量，但由於排入尿中的鈣量會增多，結果使儲存
於體內的鈣不足，長期下來可能造成骨質疏鬆症。

　　除非是疾病的因素，對一般人而言，沒有鹽分攝
取不足的疑慮，反而鼓勵淡食，預防血壓上升。由於
從小養成的習慣，不加鹽的食物顯得淡然無味，只要
在烹煮食物時運用一些小技巧即可克服，例如加醋、
檸檬、蘋果、鳳梨、番茄等增加風味，也可以使用香
菜、香菇、洋蔥或草菇等變化調味的方法，取代有鹹
味的食物。

高血脂症

　　高血脂症患者若是病況嚴重者須靠藥物控制血
脂，同時配合飲食限制；若是病況輕微者，只要修正
飲食即可達到治療目標。

　　高血脂症患者的飲食原則是一種控制熱量、膽固

醇、飽和脂肪酸和總油脂量的飲食，但是有些含鈣量多的食物通常也含有較大量的脂肪及脂溶性維他命D，尤其是動物性食物更是如此，當我們嚴格限制油脂飲食時，同時也會限制一些脂溶性維他命，如維他命A，D，E，K等的攝取，由於腸道對鈣的吸收須靠維他命D的輔助，因此高血脂症患者在限制飲食時，亦須同時注意鈣的吸收量是否足夠，才不至於發生骨質疏鬆症。

建議高血脂症患者在飲食上應注意下列原則：

●低膽固醇飲食，一般建議每日膽固醇攝取量不超過300毫克。食物中的膽固醇只存在於動物性食品中，各種肉類（包括牛、羊、豬、雞、鴨、魚肉）平均每兩約含膽固醇20～30毫克，若每日食用肉類不超過5兩時，則膽固醇含量約在200毫克以下。植物性食物則完全不含膽固醇，如豆類、五穀類、蔬菜、水果，所有的植物油、蛋白、核桃、花生、杏仁、腰果、麵粉類等。但有些乾果類，如腰果、花生等的含油量很高，少吃為妙。

●限制飽和脂肪酸的飲食。脂肪酸是構成油脂的基本成分，食物中的脂肪酸分為飽和脂肪酸、單元及多元不飽和脂肪酸三種。飽和脂肪酸大都存在於動物

性食物的肥肉及外皮，以及奶油、牛油、豬油等；有
些植物性油脂，如椰子油、棕櫚油、烤酥油等，飽和
脂肪酸的含量亦相當高，應盡量選用大豆沙拉油、花
生油、橄欖油、玉米油、紅花籽油、葵花油等含不飽
和脂肪酸的油類烹調。至於人造奶油、氫化油等，是
植物性油脂經加工氫化而成，性質已類似動物性油
脂，應限制食用。

　●限制總油脂量的攝取，每餐最多不超過1湯匙
油脂（約15cc）。一些高油脂食物，如肥肉、香腸、
豬腸、培根、油炸物、油條、炸雞塊、薯條、鐵板牛
柳等，應不吃或少吃。巧克力、冰淇淋、中式糕餅、
西點、蛋糕、腰果、花生、瓜果子、葵瓜子等，也都
含有看不見的油脂，無形中吃進過多的油脂。建議採
用低油的烹煮方式，如清蒸、水煮、紅燒、清燙、涼
拌、燉、烤、滷等，也可選擇番茄、香菜、檸檬、鳳
梨、蘋果等增加食物的變化，亦可利用蒜、洋蔥等味
道較強的菜來增加食物的風味。

　血中三酸甘油脂較高時，須限制甜食及酒類，如
糖果、汽水、可樂、果醬、巧克力等，嚴格時連水
果、米飯也須限量，酒更應該減少。

　高血脂又伴隨高血壓的患者，應限制鹽分攝取，

建議每天不超過5公克鹽，除去食物本身的鹽分，烹調時可放3.5～4公克鹽，要提醒的是，除醬油外，番茄醬、醋、味精等亦含有鹽分，需一併計入。

1公克鹽＝6cc醬油（1.2茶匙）＝3公克味精（1茶匙）＝5cc黑醋（1茶匙）＝12cc番茄醬（2.5茶匙）

食物中的纖維素可以降低血中膽固醇，建議每日攝取30公克纖維素。富含纖維素的食物如蒟蒻、洋菜、蔬菜莖部、豆類、燕麥片、木耳、海帶、紫菜、瓜類、莢豆類等，但為了不影響鈣質的吸收，應與富含鈣質的食物，如牛奶等分開時段食用。牛奶應選擇脫脂或低脂奶，或低脂乳酪、低脂優酪乳等乳製品；蔬菜則可多選擇紫菜、海帶、芥藍、莧菜、九層塔等高鈣食物，如此才能兼顧高血脂飲食原則及鈣的攝取，達到預防骨質疏鬆的效果。

痛風

痛風可分為原發性痛風與續發性痛風。原發性痛風的病因可能由於體內尿酸製造過多或排泄減少引起，歷史上有許多帝王貴族罹患此病，因此有人認為美食與痛風關係密切，美食中如肉類、魚類、海鮮、

內臟、豆類、酒類等，都含有大量細胞核的核酸成分，其中嘌呤的含量高，嘌呤會經由代謝成為尿酸，故應限制高嘌呤飲食，此外，痛風可能與體內酵素代謝改變有關；續發性痛風可能起因於其他疾病而引起高尿酸血症，如血癌、淋巴瘤、惡性貧血、繼發性紅血球過多症、血液病及某些癌症等。

　　痛風若未能適當控制病情，可能引發血管病變或是腎臟疾病等可怕後果，除藥物控制外，飲食治療亦相當重要，但令人擔心的是，許多嘌呤含量高的食物，鈣質的含量也不低，如魩仔魚、小魚干等。痛風並不是單一的疾病，而是體內代謝異常導致高尿酸血症所引起的一種症候群，也就是由於體內尿酸生成過多或尿酸排泄受阻，以至於過多的尿酸聚積血液和組織中而引起腫痛的病症。

　　體內尿酸的生成來源有二：

　　●含「核蛋白」高的食物，經過消化分解成核酸和蛋白質，核酸又分解成嘌呤，再代謝成尿酸。

　　●食物或體內的蛋白質，經分解成甘胺酸、天門冬酸、麩胺酸等，可自行合成嘌呤，再代謝成尿酸。

　　因此食物中的蛋白質及嘌呤在體內都有可能代謝為尿酸，所以痛風病患的飲食須同時限制蛋白質及嘌

吟。急性痛風時，應選擇嘌呤低的飲食，至於恢復期，則必須兼顧患者的營養，並預防痛風的惡化及再發，原則如下：

●熱量應以足夠維持正常體重為原則，略低於理想體重的5～10％為宜。如果有必要減重，應以每月減輕1公斤即可，以免造成脂肪快速分解，促使血中酮體增加而抑制尿酸排出，引發急性痛風。

●蛋白質的攝取量，以每公斤體重1公克為宜，非急性期時，也應禁食100公克成分中嘌呤含量高於150毫克的食物。

●高脂肪會抑制尿酸的排泄，並引起痛風發作。烹調時，油量以不超過總熱量的30％為宜。

●每天的熱量除了由蛋白質、脂肪供給外，其餘由醣類來補足。

●酒經人體代謝後會產生乳酸，干擾尿酸排出，使血液中的尿酸過高而形成痛風，因此絕對禁止飲用。至於可可、咖啡、茶等飲料的代謝物並不會聚積在組織中，可以適量飲用，提高排水量，加速尿酸的排泄。

●大量飲水。每天3000cc，有利尿酸排泄及防止結石。

消化性潰瘍

消化性潰瘍患者是骨質疏鬆症的高危險群，一來
他們的腸胃吸收能力較差，而且可能同時有不良的飲
食習慣，三餐未能定時定量、大量喝咖啡、酒，或過
量抽菸等，加上若病況需要服用胃藥，這些因素都可
能影響對鈣的吸收與代謝。

消化性潰瘍依程度不同分為三期，每一時期的飲
食內容皆不同：

●出血時，應先禁食24～48小時，讓胃腸得到
充分休息，此時可使用靜脈注射補充水分及電解質。
此時期的飲食以牛奶為主，或流質飲食亦可，避免吃
濃縮甜食。

●止血後至恢復期。飲食以無刺激性、低纖維、
易消化為主，以軟質形態供食。食物應充分咀嚼，減
少不舒服感。

●保養期。飲食與一般飲食相同，但採少量多餐
（每天4～6餐）方式，並嚴守定時定量，避免舊疾復
發。

雖然消化性潰瘍患者的飲食禁忌多，但是在溫和
的飲食中，還是可以兼顧鈣的攝取量。奶類中除調味
乳、煉乳外皆可食用，豆腐、豆干、豆漿等含鈣量豐

富的食物可多選用；海產類可選用魩仔魚、丁香魚、
蜆仔、牡蠣等；蔬菜類在消化性潰瘍急性發作期時，
則避免竹筍、芹菜等纖維過多食物，可食用菠菜、莧
菜等纖維細且鈣質較多的蔬菜；而雞湯、排骨湯等雖
含有鈣質，但因會刺激胃酸分泌，避免大量食用；至
於濃茶、咖啡，是消化性潰瘍患者要避免的食品。

腎衰竭

　　一旦發生腎衰竭，飲食控制對洗腎或沒有洗腎的
病人而言都非常重要，雖然不能讓腎變好，但是可以
停止惡化及減輕痛苦。

　　腎衰竭病患的飲食常須限制蛋白質、鹽，或鉀、
磷等，食物的選擇變少；又由於腎衰竭會引起腸胃不
適、頭痛、煩躁不安、昏昏欲睡，尤其呼吸中有股氨
的味道，影響病患對食物的接受性；加上正常的腎會
將維他命D轉化為活性維他命D，幫助鈣的吸收，一
旦腎功能不佳，連帶也影響腸道對鈣的吸收，所以大
多數腎衰竭病患有骨質疏鬆症現象。

　　（一）**洗腎病人的飲食原則**：隨洗腎次數增加而
飲食愈放寬，但須依病情而控制電解質或水分，蛋白
質也要適量，不可毫無限制。

（二）沒有洗腎的病人的飲食原則：對沒有洗腎的病患而言，飲食控制是控制病情的主要方法，必須嚴格遵守營養師的營養指導，最好經過醫師徹底的診斷，開出飲食處方，由營養師個別指導。

●正確地食用高生理價值的蛋白質食物，如牛奶、蛋、肉類等。

●多攝取低蛋白、低電解質、高熱量食物，如糖、果醬、蜂蜜等，以維持熱量需要，避免組織分解，增加腎臟負擔。若病患屬糖尿病性質的腎病變，應多斟酌醣類攝取。

●對代鹽、半鹽、薄鹽醬油、淡食醬油的使用，應經營養師指導。代鹽是鉀離子，取代鈉離子，對限鉀的病人絕對不能使用。

●麵包發酵粉含鉀或鈉高，不宜大量使用。

●烹調肉類、馬鈴薯時，可以大量水煮，促進鉀溶於水中，或切小丁以大量水泡過，去水後再烹煮。

●牛奶含鈣高又是高生理價值的蛋白質，鼓勵一天喝一杯牛奶補充鈣質，但是腎衰竭病人血中的含磷量會慢慢升高，因此早期控制含磷量高的食物是有必要的，但是含磷量高的食物，一般含鈣量也高，如果只想以飲食來控制磷的攝取，很難做到，須借助藥物

幫助，減少腸道對磷的吸收。

骨質疏鬆症

●骨質疏鬆症的飲食療法，應由醫生診斷骨質疏
鬆的病因，針對病因加以治療，再搭配飲食中鈣質的
提高。

●骨質疏鬆症是一種與老化有關的疾病，許多人
認為骨質的保健終究不敵因老化的流失，因此抱持失
敗主義，事實上許多骨質疏鬆症病患，在改善運動與
飲食保健之後，骨質仍有改善的機會，至少也可維持
在合適的含量。

●注意營養均衡。不管發生骨質疏鬆症與否，注
意營養均衡與足量鈣質補充，都是飲食的基本法則。

●酌量增加運動。唯有適量運動才可促使攝取的
鈣進入骨骼，強化骨骼。運動量的增加應依個人的體
能斟酌，最好經過復健醫師的指導，避免不當的工作
或運動。

●曬太陽。維他命D可以幫助人體吸收鈣質，陽
光是最廉價的維他命D來源，每天只需曬約10～15分
鐘即足夠，但應避開紫外線強烈的時段，以防曬傷。

注意是否有並存其他引起骨質疏鬆症的疾病，或

是服用的藥物會引起骨質疏鬆症，並且注意戒除不良生活習慣，如抽菸、喝酒、喝大量咖啡等，避免造成骨質疏鬆症的防治事倍功半。

　　嚴防跌倒。一旦發生骨質疏鬆症，即使輕輕的跌倒也會引起骨折，而且發生跌倒的場所多數是在室內，如浴室、廁所、樓梯、廚房、照明不夠或是有障礙物的地方。發生骨折的部位通常在脊椎、髖部、腕部及肩部，其他部位也可能發生骨折，應小心防範。

骨折

　　骨折是骨質疏鬆症最嚴重的併發症，在骨質疏鬆症的防治上，著眼點也就在於防範發生骨折，因為骨質疏鬆症病患發生骨折的機會相對增加，且許多病患骨折後會出現其他併發症，嚴重影響身體健康及日常生活、行動或危及生命。

　　骨折之後的飲食分為兩階段：

　　●手術後癒合期，飲食著重於幫助傷口癒合。骨折依嚴重程度，有些只需以石膏固定，有些則需要開刀，由於開刀治療後的恢復期活動量降低，身體所需的熱量也跟著下降，這個時期的飲食應著重於高蛋白、高鈣、低油及富含維他命C，盡可能選擇牛奶或

奶製品，如乳酪、優酪乳、蛋、魚等高價值蛋白質來源，以及小魚干、魩仔魚、黑芝麻等富含鈣質的食物。維他命C可幫助傷口早日癒合，建議多攝取水果，如番石榴、柳丁、柑橘等。

國人的觀念裡，認為開刀後就應該「補」，雞湯、排骨湯、魚湯等，有時病人胃口不好只喝湯，有營養的蛋白質沒吃進去，倒喝下了一鍋油水，無形中增加了體重，徒增煩惱。

復健運動也相當重要，許多病人上石膏後，因怕骨折部位疼痛，不願從事肌肉的收縮運動，長期固定不動的結果，反而骨質疏鬆更嚴重。

● 保養期的飲食原則與一般預防骨質疏鬆症飲食原則相同。在日常生活中多攝取高鈣食物，並注意避開危險性活動，以防再骨折。

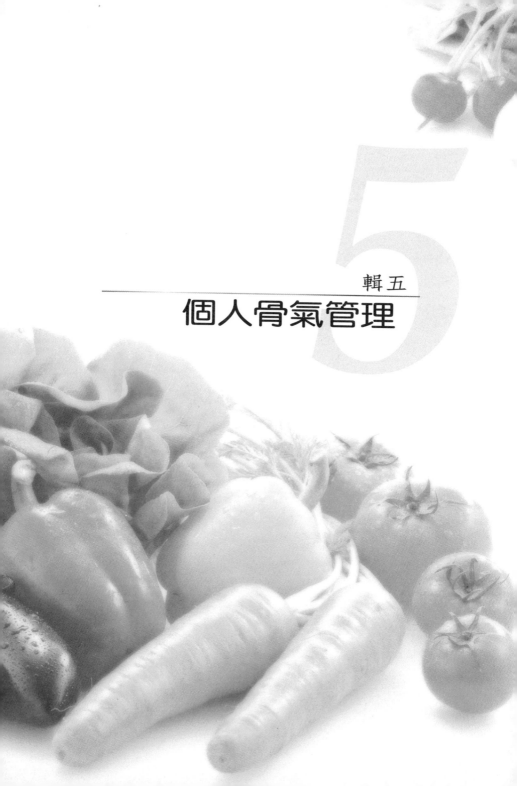

個人骨氣管理

5

飲食營養成分記錄表（表一）

記錄方式：

　　1.依據本書內容，設計自己的三餐菜餚，包含主食、主菜、飲料等。

　　2.本書食譜詳盡分析各項菜餚的營養成份，將此數據逐項填入表中。如星期一早餐的主食為「小米粥」，則將其營養成分數據逐項填入，每日依三餐填入，將數據加總後即為當日的營養攝取情形。

　　3.也可將該週的各項數據加總，依據營養、鈣質的攝取程度，分析檢討，並可配合「一週食品採購記錄表」，確實掌握自己的日常飲食情況，並在下週做適當的調整。

一週食品採購記錄表（表二）

記錄方式：

　　1.參考本書所介紹的各式菜餚，估算一週所需的各式食材，將其紀錄加總，了解自己一週的飲食是否符合高鈣、營養的標準，並可依此數據在下週的飲食攝取上做調整。

　　2.如「雞排」當週須使用兩份雞胸肉，則在雞鴨類的「品項」欄位，填寫上「雞排」，在「當週份數」欄位，紀錄「2」。

　　3.營養標示可參考本書內容中的各式菜餚的營養分析表，逐項填入。

　　營養評估主要依據一週飲食的各項統計數據，檢視自己本週的飲食狀態，是否有偏食的情形，如蔬菜類攝取較少等情形，在設計下週菜單時，可增加蔬菜類的比例。

表一、飲食營養成分記錄表

品項	星期一					星期二					星期三					
	熱量	蛋白質	脂肪	醣類	鈣	熱量	蛋白質	脂肪	醣類	鈣	熱量	蛋白質	脂肪	醣類	鈣	
粥品主食																
豬、牛肉																
雞、鴨肉																
魚、海鮮																
豆腐、蛋																
蔬菜																
湯																
牛奶甜點																
其他																
總計																

	星期四					星期五					星期六					星期日				
	熱量	蛋白質	脂肪	醣類	鈣	熱量	蛋白	脂肪質	醣類	鈣	熱量	蛋白質	脂肪	醣類	鈣	熱量	蛋白質	脂肪	醣類	鈣

表二、一週食品採購記錄表

	品項	當週份數	熱量	蛋白質	脂肪	醣類
豬、牛肉						
雞、鴨						
魚蝦、海鮮						
豆腐、蛋						
蔬菜						
湯						
牛奶甜點						
總計						

	鈣	營養評估	下週採買品項	份數

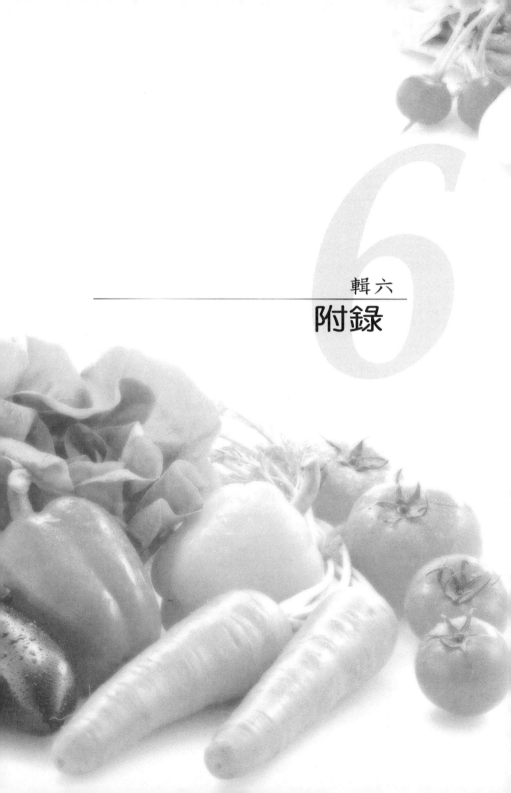

輯六
附錄

【 國人膳食營養素參考攝取量(Dietary Reference Intakes，DRIs) 】

營養素	年齡 (註1)	熱量 (註2、3)	蛋白質 (註4) RDA	礦物質 鈣 AI	磷 AI	鐵 (註5) RDA	碘 *	鎂 RDA	氟 AI	硒 *	脂溶性維他命 A(註6)*
單位	歲	大卡 (Kcal)	公克 (g)	毫克 (mg)	毫克 (mg)	毫克 (mg)	微克 (μg)	微克 (μg)	毫克 (mg)	微克 (μg)	微克 (μg RE)
嬰兒	0~2月	110-120/kg	2.4/kg	200	150	7	AI=110	30	0.1	AI=15	AI=400
	3~5月	110-120/kg	2.2/kg	300	200	7	AI=110	30	0.3	AI=15	AI=400
	6~8月	100/kg	2.0/kg	400	300	10	AI=130	75	0.4	AI=20	AI=400
	9~11月	100/kg	1.7/kg	400	300	10	AI=130	75	0.5	AI=20	AI=400
男性	1~3 (稍低)1050 (適度)1200		20	500	400	10	65	80	0.7	20	400
	4~6 (稍低)1450 (適度)1650		30	600	500	10	90	120	1	25	400
	7~9 (稍低)1800 (適度)2050		40	800	600	10	100	165	1.5	30	500
	10~12 (稍低)1950 (適度)2200		50	1000	800	15	110	230	2	40	500
	13~15 (稍低)2250 (適度)2500		65	1200	1000	15	120	325	2	50	600
	16~18 (低)2050 (稍低)2400 (適度)2700 (高)3050		70	1200	1000	15	130	380	3	50	700
	19~30 (低)1950 (稍低)2250 (適度)2550 (高)2850		60	1000	800	10	140	360	3	50	600

維生素		水溶性維生素									
維他命 D(註7)	維他命 E(註8)	維他命 C	維他命 B1	維他命 B2	維他命 B6	維他命 B12	菸鹼酸 (註9)	葉酸	泛酸	生物素	膽素
AI	AI	RDA	*	RDA	*	RDA	*	RDA	AI	AI	AI
微克 (μg)	毫克 (mg α-TE)	毫克 (mg)	毫克 (mg)	毫克 (mg)	毫克 (mg)	微克 (μg)	毫克 (mg NE)	微克 (μg)	毫克 (mg)	微克 (μg)	毫克 (mg)
10	3	AI=40	AI=0.2	AI=0.3	AI=0.1	AI=0.3	AI=2	AI=65	1.8	5	130
10	3	AI=40	AI=0.2	AI=0.3	AI=0.1	AI=0.4	AI=3	AI=70	1.8	5	130
10	4	AI=50	AI=0.3	AI=0.4	AI=0.3	AI=0.5	AI=4	AI=75	1.9	6.5	150
10	4	AI=50	AI=0.3	AI=0.4	AI=0.3	AI=0.6	AI=5	AI=80	2	7	160
5	5	40			0.5	0.9		150	2	8.5	170
			0.5	0.6		7					
			0.6	0.7		8					
5	6	50			0.7	1.2		200	2.5	12	210
			0.7	0.8		10					
			0.8	0.9		11					
5	8	60			0.9	1.5		250	3	15	270
			0.7	1		12					
			0.8	1.1		13					
5	10	80			1.1	2		300	4	20	350
			1	1.1		13					
			1.1	1.2		14					
5	12	90			1.3	2.4		400	4.5	25	450
			1.1	1.2		15					
			1.2	1.4		16					
5	12	100			1.4	2.4		400	5	30	450
			1	1.1		13					
			1.2	1.3		16					
			1.3	1.5		17					
			1.5	1.7		20					
5	12	100			1.5	2.4		400	5	30	450
			1	1.1		13					
			1.1	1.2		15					
			1.3	1.4		17					
			1.4	1.6		18					

營養素	年齡 (註1)	熱量 (註2、3)	蛋白質 (註4) RDA	礦物質 鈣 AI	磷 AI	鐵 (註5) RDA	碘 *	鎂 RDA	氟 AI	硒 *	脂溶性 維他命 A(註6)*
單位	歲	大卡 (Kcal)	公克 (g)	毫克 (mg)	毫克 (mg)	毫克 (mg)	微克 (μg)	微克 (μg)	毫克 (mg)	微克 (μg)	微克 (μg RE)
	31~50		56	1000	800	10	140	360	3	50	600
	(低)	1850									
	(稍低)	2150									
	(適度)	2450									
	(高)	2750									
	51~70		54	1000	800	10	140	360	3	50	600
	(低)	1750									
	(稍低)	2050									
	(適度)	2300									
	(高)	2550									
	71~		58	1000	800	10	140	360	3	50	600
	(低)	1650									
	(稍低)	1900									
	(適度)	2150									
女性	1~3		20	500	400	10	65	80	0.7	20	400
	(稍低)	1050									
	(適度)	1200									
	4~6		30	600	500	10	90	120	1	25	400
	(稍低)	1300									
	(適度)	1450									
	7~9		40	800	600	10	100	165	1.5	30	400
	(稍低)	1550									
	(適度)	1750									
	10~12		50	1000	800	15	110	240	2	40	500
	(稍低)	1950									
	(適度)	2250									
	13~15		60	1200	1000	15	120	315	2	50	500
	(稍低)	2050									
	(適度)	2300									

維生素 ／ 水溶性維生素

維他命D (註7)	維他命E (註8)	維他命C	維他命B1	維他命B2	維他命B6	維他命B12	菸鹼酸 (註9)	葉酸	泛酸	生物素	膽素
AI	AI	RDA	*	RDA	*	RDA	*	RDA	AI	AI	AI
微克 (μg)	毫克 (mg α-TE)	毫克 (mg)	毫克 (mg)	毫克 (mg)	毫克 (mg)	微克 (μg)	毫克 (mg NE)	微克 (μg)	毫克 (mg)	微克 (μg)	毫克 (mg)
5	12	100			1.5	2.4		400	5	30	450
			0.9	1			12				
			1.1	1.2			14				
			1.2	1.3			16				
			1.4	1.5			18				
10	12	100			1.6	2.4		400	5	30	450
			0.9	1			12				
			1	1.1			13				
			1.1	1.3			15				
			1.3	1.4			17				
10	12	100			1.6	2.4		400	5	30	450
			0.8	0.9			11				
			1	1			12				
			1.1	1.2			14				
5	5	40			0.5	0.9		150	2	8.5	170
			0.5	0.6			7				
			0.6	0.7			8				
5	6	50			0.7	1.2		200	2.5	12	210
			0.7	0.7			9				
			0.7	0.8			10				
5	8	60			0.9	1.5		250	3	15	270
			0.8	0.9			10				
			0.9	1			11				
5	10	80			1.1	2		300	4	20	350
			1	1.1			13				
			1.1	1.2			14				
5	12	90			1.3	2.4		400	4.5	25	350
			1	1.1			13				
			1.1	1.3			15				

營養素	年齡 (註1)	熱量 (註2、3)	蛋白質 (註4) RDA	礦物質 鈣 AI	磷 AI	鐵 (註5) RDA	碘 *	鎂 RDA	氟 AI	硒 *	脂溶性維他命 A(註6)*
單位	歲	大卡 (Kcal)	公克 (g)	毫克 (mg)	毫克 (mg)	毫克 (mg)	微克 (μg)	微克 (μg)	毫克 (mg)	微克 (μg)	微克 (μg RE)
	16~18		55	1200	1000	15	130	315	3	50	500
	(低)	1650									
	(稍低)	1900									
	(適度)	2150									
	(高)	2400									
	19~30		50	1000	800	15	140	315	3	50	500
	(低)	1600									
	(稍低)	1800									
	(適度)	2050									
	(高)	2300									
	31~50		48	1000	800	15	140	315	3	50	500
	(低)	1550									
	(稍低)	1800									
	(適度)	2050									
	(高)	2300									
	51~70		47	1000	800	10	140	315	3	50	500
	(低)	1500									
	(稍低)	1800									
	(適度)	2050									
	(高)	2300									
	71~		50	1000	800	10	140	315	3	50	500
	(低)	1450									
	(稍低)	1650									
	(適度)	1900									
懷孕	第一期	0	0	0	0	0	60	35	0	20	0
	第二期	300	10	0	0	0	60	35	0	20	0
	第三期	300	10	0	0	30	60	35	0	20	100
哺乳		500	15	0	0	30	110	0	5	140	400

維生素		水溶性維生素									
維他命D(註7) AI 微克(μg)	維他命E(註8) AI 毫克(mg α-TE)	維他命C RDA 毫克(mg)	維他命B1 * 毫克(mg)	維他命B2 RDA 毫克(mg)	維他命B6 * 毫克(mg)	維他命B12 RDA 微克(μg)	菸鹼酸(註9) * 毫克(mg NE)	葉酸 RDA 微克(μg)	泛酸 AI 毫克(mg)	生物素 AI 微克(μg)	膽素 AI 毫克(mg)
5	12	100			1.4	2.4		400	5	30	350
			0.8	0.9		11					
			1	1		12					
			1.1	1.2		14					
			1.2	1.3		16					
5	12	100			1.5	2.4		400	5	30	360
			0.8	0.9		11					
			0.9	1		12					
			1	1.1		13					
			1.1	1.3		15					
5	12	100			1.5	2.4		400	5	30	360
			0.8	0.9		10					
			0.9	1		12					
			1	1.1		13					
			1.1	1.3		15					
10	12	100			1.6	2.4		400	5	30	360
			0.8	0.8		10					
			0.9	1		12					
			1	1.1		13					
			1.1	1.3		15					
10	12	100			1.6	2.4		400	5	30	360
			0.7	0.8		10					
			0.8	0.9		11					
			1	1		12					
5	2	10	0	0	0.2	0.4	0	200	1	0	
5	2	10	0.2	0.2	0.5	0.4	2	200	1	0	
5	2	10	0.2	0.2	1	0.4	2	200	1	0	
5	3	40	0.3	0.4	0.5	0.4	4	100	2	5	

*未標明AI（足夠攝取量Adequate Intakes）值者，即為RDA（建議量 Recommended Dietary allowance）值

【註】

1. 年齡係以足歲計算。

2. 1大卡（Cal；Kcal）＝4.184焦耳 (kj)；油脂熱量以不超過總熱量的30％為宜。

3. 「低、稍低、適度、高」表示工作勞動量的程度。

4. 動物性蛋白質在總蛋白質中的比例，1歲以下的嬰兒以佔2/3以上為宜。

5. 日常國人膳食中的鐵質攝取量，不足以彌補婦女懷孕、分娩失血及泌乳時的損失，建議自懷孕第三期至分娩後兩個月內，每日另以鐵鹽供給30毫克的鐵質。

6. R.E.(Retinol Equivalent) 即視網醇當量。

   I.U.(International Unit) 即國際單位。

   1 μ gR.E.=1 μ g視網醇 (Retinol)=6 μ g β -胡蘿蔔素(β -Carotene)。

7. 維他命D係以維他命D3 (Cholecalciferol) 為計量單位。1 μ g=40I.U.維他命D3。

8. α -T.E.(α -Tocopherol Equivalent) 即 α -生育醇當量。1mg α -T.E.= 1mg α - Tocopherol。

9. N.E.(Niacin Equivalent) 即菸鹼素當量。菸鹼素

包括菸鹼酸及菸鹼醯胺，以菸鹼素當量表示
之。1mgN.E.=1mg菸鹼素=60mg色胺酸。

【上限攝取量表(Tolerable Upper Levels，TUL)】

營養素 單位年齡	鈣 毫克 (mg)	磷 毫克 (mg)	鎂 毫克 (mg)	碘 微克 (μg)	鐵 毫克 (mg)	硒 微克 (μg)	氟 毫克 (mg)	維他命A 微克 (μg RE)
0~2月						35	0.7	
3~5月					35	50		600
6~8月						60	0.9	
9~11月						65		
1~3歲			145	200		90	1.3	600
4~6歲		3000	230	300	35	135	2	900
7~9歲			275	400		185	3	
10~12歲		4000	580	600		280		1700
13~15歲	2500			800		360		2800
16~18歲								
19~30歲			700		40		10	
31~50歲				1000		400		3000
51~70歲								
71歲~		3000						
懷孕 第一期								
第二期	2500	4000	700	1000	40	400	10	3000
第三期								
哺乳期	2500	4000	700	1000	40	400	10	3000

維他命C 毫克 (mg)	維他命D 微克 (μg)	維他命E 毫克 (mg α-TE)	維他命B6 毫克 (mg)	葉酸 微克 (μg)	膽素 公克 (g)	菸鹼素 毫克 (mg)
	25					
400		200	30	300	1	10
650		300	40	400	1	15
				500	1	20
1200		600	60	700	2	25
1800	50	800		800	2	30
				900	3	
2000		1000	80	1000	3.5	35
2000	50	1000	80	1000	3.5	35
2000	50	1000	80	1000	3.5	35

【各類乳製品鈣質含量】

食物名稱	鈣 (mg)	熱量 (kcal)	粗蛋白 (g)	粗脂肪 (g)
DHA牛乳	61	59	2.0	2.0
布丁牛乳	37	60	1.6	1.7
高鐵鈣脫脂牛乳	119	41	4.2	0.2
高品質鮮乳	95	67	3.3	3.7
高鈣高蛋白鮮乳	94	62	3.1	3.2
脫脂高鈣鮮乳	150	42	3.5	0.3
全脂鮮乳(光泉)	111	60	2.9	3.4
全脂鮮乳(味全)	107	63	3.1	3.6
全脂鮮乳(統一)	111	62	3.2	3.6
全脂鮮乳(福樂)	109	61	3.1	3.4
低脂鮮乳(光泉)	108	50	3.0	1.9
低脂鮮乳(味全)	104	40	2.9	1.2
低脂鮮乳(統一)	107	46	3.2	1.7
低脂鮮乳(福樂)	106	50	3.2	2.0
木瓜調味乳	41	56	1.8	0.6
高鈣調味乳	79	62	2.3	1.6
高纖調味乳	65	65	2.4	2.1
調味乳(果汁)	31	52	1.6	1.3
全脂保久乳	99	65	2.8	3.5
低脂保久乳	112	53	3.2	1.9
羊奶保久乳(果汁)	102	75	2.9	3.0
羊奶保久乳(原味)	110	66	3.5	3.6
脫脂即溶奶粉	1411	362	38.0	1.4
全脂奶粉	905	507	26.6	28.7
全脂即溶奶粉	959	445	23.7	16.4
低脂奶粉	1261	423	32.8	12.1

碳水化合物	膽固醇	鈉	鎂	磷
(g)	(mg)	(mg)	(mg)	(mg)
8.6	8	37	6	54
9.8	7	51	6	39
5.6	5	59	12	102
5.1	14	45	10	90
5.4	14	38	9	81
6.3	4	49	11	149
4.6	14	41	9	101
4.8	14	49	11	89
4.4	12	54	20	92
4.7	15	43	13	96
5.3	10	40	10	88
4.3	9	40	9	85
4.4	10	52	20	92
4.8	10	47	10	100
11.2	7	58	8	50
9.9	9	63	9	101
9.3	10	50	11	85
8.7	8	39	9	47
5.9	21	44	9	91
6.0	8	38	9	99
9.3	11	41	9	79
4.9	16	51	11	84
48.4	29	435	133	946
36.4	91	386	84	745
51.6	102	303	80	741
45.6	56	352	115	93

食物名稱	鈣 (mg)	熱量 (Kcal)	粗蛋白 (g)	粗脂肪 (g)
低脂低乳糖奶粉	1246	416	34.6	10.4
高鈣高纖脫脂奶粉	1707	366	35.9	1.8
高鐵鈣脫脂奶粉	1894	360	35.6	0.7
高纖奶粉	984	500	25.6	27.0
脫脂高鈣奶粉	1743	360	38.0	1.1
調味奶粉(果汁)	736	426	19.8	11.4
羊奶粉	1069	505	26.7	28.6
牛奶雞蛋布丁	57	105	2.3	3.0
巧克力冰淇淋	68	181	4.2	9.1
香草冰淇淋	66	176	2.5	8.6
奶精(低脂)	2	447	2.1	15.7
奶精(植物性)	1	539	2.2	33.0
淡煉乳(奶水)	225	136	6.5	8.3
煉乳	264	313	7.6	7.6
鮮奶油	Tr	276	Tr	24.0
鮮乳酪	30	96	2.8	4.0
乳酪	574	298	18.1	21.2
低脂乳酪	598	238	21.7	12.5
脫脂保久優酪乳	67	67	3.0	0.2
活菌發酵乳(原味)	28	64	1.0	Tr
酸乳酪(原味)	76	92	3.5	3.3
養樂多	29	68	1.1	Tr
優酪(草莓)	83	101	3.7	2.8
優酪乳(低脂)	35	73	2.0	0.9
優酪乳(原味)	63	74	2.8	1.3
優酪乳(草莓)	56	66	2.3	0.3
羊乳片	860	380	23.4	4.5

碳水化合物	膽固醇	鈉	鎂	磷
(g)	(mg)	(mg)	(mg)	(mg)
45.6	51	401	109	202
50.8	24	412	120	1469
52.3	26	416	124	695
39.5	91	313	82	670
48.7	27	387	124	1334
62.3	44	208	75	556
36.0	103	232	95	709
17.8	10	66	8	69
21.4	8	80	26	104
23.1	10	102	14	82
75.2	–	99	2	315
59.5	0	158	1	324
9.1	31	187	30	230
55.3	14	92	32	215
15.7	0	90	2	3
12.8	–	59	9	49
8.8	83	1845	30	372
9.2	40	1598	28	604
13.6	4	57	11	79
15.5	0	20	6	38
12.4	14	92	13	82
16.3	0	26	4	37
15.6	10	58	11	71
14.6	6	37	7	40
13.0	5	26	7	52
13.9	9	49	9	56
62.1	21	319	181	661

（摘錄自《台灣地區食品營養成分資料庫》，
衛生署1998年出版，www.doh.gov.tw）

符號說明：

一般成分分析包括熱量、水分、粗蛋白、粗肪脂、碳水化合物、粗纖維及灰分等項目，並加測膳食纖維；同時為方便膽固醇與粗脂肪含量之對照，亦將其列於表中。表中「 - 」符號表示未進行分析偵測；「Φ」符號表示未直接偵測，乃經計算後結果接近零或負值；「Tr」代表分析結果屬於微量範圍或因小數點進位結果變成零；而「0」則表示偵測值低於儀器之偵測極限，或偵測後資料經計算分析值為零或負值。

做個
骨氣十足的女人
營養師的鈣念廚房

【編輯後記】

啜飲健康的咖啡　　　　葉雅馨

　　我非常喜歡喝咖啡，每次我一說要去喝咖啡或泡咖啡，周圍的朋友不時就會出現另一句話「小心骨質疏鬆」，的確，漸漸有年紀了，總不免擔心自己的骨鬆問題，哪天摔跤，就來個「粉身碎骨」。恐怕除了自己不便，也造成別人的麻煩。雖然遺傳因素還是骨鬆的最大源由，但遺傳就某個程度而言，是屬不可抗力因素，站在預防的角度，我們其實還是有機會存骨本的。咖啡太棒了，常讓我不忍拒絕，但是我開始在自己沖泡時，對入鮮牛奶，因為牛奶含豐富鈣質。去咖啡Shop就點「拿鐵」咖啡、法式咖啡，加上適量的糖，同樣好喝極了，若要享受香醇咖啡的原味，只要未對入牛奶前，啜飲幾口也一樣令人滿意。

　　在去年（2002年）五月出版了《做個骨氣十足的女人─骨質疏鬆全防治》，在書籍的製作過程中，我才深入地窺探到骨質疏鬆症的全貌，了解它對婦女的健康，尤其在更年期時影響甚鉅。書出版後引起民

眾熱烈的迴響，為了方便將骨鬆預防的概念實踐在生活當中，我們接著在今年五月推出《營養師的鈣念廚房》與《灌鈣健身房》兩本書籍。這兩本書可以說是《骨質疏鬆全防治》的實戰版，讓你知道該吃些什麼，該怎麼吃，或做什麼簡易的運動，如何保持正確姿勢：包括工作時、站立、睡眠、搬提重物及開車等姿勢。在內容編輯上，這兩本書大都以圖片作導覽主軸，文字為輔助，省略長篇贅述，讓讀者易讀、易操作、易持續。

《灌鈣健身房》一書針對女性的體態特點設計，符合更年期婦女的身體柔軟度與體能。文末附有個人計畫表，閱讀後直接化作實際操作，不僅止於紙上談兵。可以依著順序閱讀，也可以任意從其中一項動作切入，同樣可以達到強健肌肉的各個面向。

《營養師的鈣念廚房》一書打破「健康食物就是很難吃」的迷思，它教你怎麼做營養美味又易做的菜餚。詳細說明各道菜餚的烹飪步驟，所需準備的各式食材，並在文中註明此道菜的含鈣量及其他營養價值，可依口味喜好自行安排餐點。

身為一個女人，我要說這套書再實用不過了，這兩本書如期的完成，除鄭金寶營養師、劉復康醫師專

業的撰文，要特別感謝兄弟大飯店佳餚演出，及曼林
瑜伽林綉琴老師的示範，主編黃惠玲、執編蔡大山的
全力以赴，除了文字外，張羅所有出書細節、跟拍攝
影、討論版型等，才能順利如期出版。這也是《大家
健康》雜誌組首次用平面食譜及運動示範呈現書的內
容，並用套書推出。

　　當然囉！煮出一道好菜，最重要的是有人大快朵
頤或鑑賞，出好書需要讀者的賞析，歡迎您也實際試
試看。（作者現任大家健康雜誌總編輯）

國家圖書館出版品預行編目資料

做個骨氣十足的女人：營養師的鈣念廚房／鄭金
寶作. 初版. 臺北市：董氏基金會，
2003〔民92〕　面；　公分

ISBN　957-41-0970-4（平裝）

1. 飲食 2.骨骼—疾病 3.食譜

411.3　　　　　　　　　92006380

做個骨氣十足的女人—營養師的鈣念廚房

策　　　劃◎葉金川
作　　　者◎鄭金寶
烹飪示範◎兄弟大飯店
總　編　輯◎葉雅馨
主　　　編◎黃惠玲
執行編輯◎蔡大山
編　　　輯◎蔡婷婷、楊育浩

美術編輯◎莊士展
圖片攝影◎萬瑩婕

發　行　人◎賴東明
出版發行◎財團法人董氏基金會
　　　　　地址：105 台北市復興北路 57 號 12 樓之 3
　　　　　電話：02-27766133　傳真：02-27522455
　　　　　網址：www.jtf.org.tw
　　　　　郵撥帳號：07777755　帳戶：財團法人董氏基金會
法律顧問◎志揚國際法律事務所吳志揚主持律師
印　刷　廠◎士鳳藝術設計印刷有限公司
　　　　　電話：02-23215706
總　經　銷◎展智文化事業股份有限公司
　　　　　地址：台北縣板橋市松江街 21 號 2 樓
　　　　　電話：02-22518345

定價●新台幣 250 元
（缺頁、破損或裝訂錯誤，請寄回更換）
初版● 2003 年 5 月
版權所有●翻印必究